养成一生

不痴呆大脑的

77个习惯

和田秀树（日

梁树

U0278477

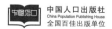

中国人口出版社
China Population Publishing House
全国百佳出版单位

图书在版编目（CIP）数据

养成一生不痴呆大脑的 77 个习惯 / （日）和田秀树著；
梁树译 . -- 北京：中国人口出版社，2021.8（2021.12 重印）
ISBN 978-7-5101-7963-1

Ⅰ . ①养… Ⅱ . ①和… ②梁… Ⅲ . ①阿尔茨海默病
－预防（卫生）Ⅳ . ① R749.101

中国版本图书馆 CIP 数据核字 (2021) 第 161296 号

版权登记号 01-2021-4114
「一生ボケない脳をつくる 77 の習慣」（和田秀樹）
ISSYOU BOKENAINOUWO TSUKURU 77NOSYUKAN
Copyright©2014 by Hideki Wada
Original Japanese edition published by Discover 21, Inc., Tokyo, Japan
Complex Chinese edition published by arrangement with Discover 21, Inc.
through Japan Creative Agency Inc., Tokyo.

养成一生不痴呆大脑的 77 个习惯
YANGCHENG YISHENG BU CHIDAI DANAO DE 77 GE XIGUAN

和田秀树（日） 著 梁树 译

责任编辑	刘继娟
美术编辑	夏晓辉
责任印刷	林 鑫　王艳如
出版发行	中国人口出版社
印　　刷	北京柏力行彩印有限公司
开　　本	787 毫米 ×1092 毫米　1/32
印　　张	6.125
字　　数	67 千字
版　　次	2021 年 8 月第 1 版
印　　次	2021 年 12 月第 2 次印刷
书　　号	ISBN 978-7-5101-7963-1
定　　价	49.80 元

网　　址	www.rkcbs.com.cn
电子信箱	rkcbs@126.com
总编室电话	(010)83519392
发行部电话	(010)83510481
传　　真	(010)83538190
地　　址	北京市西城区广安门南街 80 号
邮　　编	100054

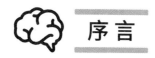 **序言**

只要防止情感老化，就不会痴呆，保持青春。

人一上岁数，体力、智力在一定程度上都有衰退，出乎预料的是并没有想象的那么不好。

比如说，据统计在 65 岁以上的老年人中不使用拐杖等步行辅助器具以普通速度步行的人所占比率：65~69 岁为 95%，70 岁以上的为 90% 以上。

另外，日本某一机构针对高龄对象进行的智力测试结果，73 岁以上老年人语言智商和动作智商的平均数值都超过 100%。

当听到这个结果时，还未到这个年龄的中年人可能会说："这么说我用不着现在就开始担心自己将来会痴呆，可以放松警惕了。"

但是，人都是从意想不到的地方开始老化，而且你如果置之不理，身体和外表都会变苍老，并由此发展到痴呆，所以要引起注意。

这种意识不到的地方就是情感。情感从 40 岁就开始老化。

情感老化，到底是什么呢？估计很多人会一下子反应不过来。简单地说，就是心态老化了。用科学来解释即大脑额叶部分的老化。

我想说的是，人的大脑分成几个领域，每个领域的功能都有它的作用。人的情感控制，主动性和积极性、创造性等都属于额叶领域掌控。

额叶以外，例如，语言理解由颞叶掌控，而有关计算能力由顶叶掌控，如果平时常常使用它们，即使到了老年，这些功能也不会发生老化。正因为如此，如前所述，平均到 73 岁左右，语言智商和动作智商都能保持稳定状态。

另一方面，虽然因人而异，有的人在 40 岁左右额叶就开始老化、萎缩，因此额叶掌控的情感控制功能和人的主动性、积极性、创造性都会变得逐渐衰弱下去。

这样会出现什么样的症状呢？本书从序言开始

各章都会提到，但首先必须要注意的是，如前所述，主动性和积极性减退下去，情感的老化放任失控，就容易罹患痴呆，身体和外表老化都会加速发展。

这就是所说的"老化从大脑开始""老化从情感开始"。

从医学上说，比起体力和智力功能，情感功能更先衰退。当你的情感开始老化，痴呆也就开始，身体和外表会随之衰老，即便能维持良好的语言智商和动作智商，在其他方面的老化和痴呆也会开始出现。

相反，如果要保持额叶的年轻，防止情感老化，很多痴呆状态就能防患于未然，身体和外表的老化也能得到抑制。

因此，为了防止老化从大脑蔓延到全身，首先是加强锻炼额叶，为此我们需要做什么呢？

最有效的锻炼方法是使额叶的功能得到充分发挥，例如，经常走步的人，一旦停止走步，腰腿功能就会衰退；相反，经常坚持走步的人，腰腿就健壮。

以此类推，平时就努力使额叶功能充分发挥，也就是：①努力向上，积极进取，主导自己充满年轻的情感；②加速大脑灵活转换；③磨炼创造力，发挥作用。这几点非常重要。

在额叶锻炼中特别要注意的是输出系统比输入系统更为关键。大脑中记忆＝输入系统，有关的是颞叶和顶叶，而与之相对的额叶的功能是把储存下来的知识信息等调离出来的输出系统。通过有意识的锻炼，来达到额叶所有功能的活性化。

本书以各种观点来介绍锻炼大脑额叶及防止其老化的"抗大脑老化"法，也就是上述的额叶锻炼的具体方法。

人人都想永远年轻——这是古今东西人类的普遍愿望，我希望为大家实现这个愿望助一臂之力。

和田秀树

目录

第2章　　锻炼大脑的"应变能力"

第4章　　从日常的行动和习惯入手，返老还童

"情感老化度" 测试

在相符的答案处画 √	是	不确定	否
● 最近从不主动约朋友出去玩			
● 性欲、好奇心等明显减退			
● 因怕失败，做事比以前犹豫不决			
● 不能接受和自己不同的意见			
● 如果晚辈用非敬语与自己说话，立即会生气			
● 认为"这个年龄开始已经晚了"			
● 比起花钱享受，更愿意存钱养老			
● 如果介意某件事便不容易放下			
● 最近，想不起什么让你感动流泪的事情			
● 一下就对部下或家人发火的情况增多			
● 认为创意等事情是年轻人的事			
● 近半年，1 部电影也没看			
● 夫妻吵架后怒气难消			
● 对新书、资格考试、旅行等的广告不感兴趣			
● 和以前相比，对朋友炫耀的话听不下去			
● 最近一个月，1 本书也没读			
● 越来越不理解现在的年轻人的事			
● 曾经多次因为当天的事件辗转反侧，无法入睡			
● 最近经常掉眼泪			
● 和以前相比，越来越没有新的创意			
● 认为美食杂志、时装杂志等与自己无关			

	是	不确定	否
● 当你想到一个有趣的方案时，怎么也想不出别的想法来			
● 和以前相比爱生气了			
● 这些年，没有自己的旅行计划，只会全盘接受别人的计划			
● 和以前相比，对很多事情都持懒散态度			
√的数量			

√的数量分别乘以"3""2""1"

×3	×2	×1
=	=	=
① ☐	② ☐	③ ☐

	是	不确定	否
● 即使知道是"阿谀奉承"，心情也会好			
● 说类似"那家伙××"的话，擅于说评价别人的话			
● 懒得向别人打听东西			
● 在工作上，即使认为这样做会比较好，因为太麻烦了，也不会提出建议			
● 对曾经讨厌（喜欢）的人，怎么也找不出优点（缺点）了，也不会提出建议			
√的数量			

√的数量分别乘以"2""1""0"

×2	×1	×0
=	=	=
④ ☐	⑤ ☐	0

① ☐ + ② ☐ + ③ ☐ + ④ ☐ + ⑤ ☐ = ☐ 岁 = 你的情感年龄

注：情感年龄比实际年龄大的人要引起注意！

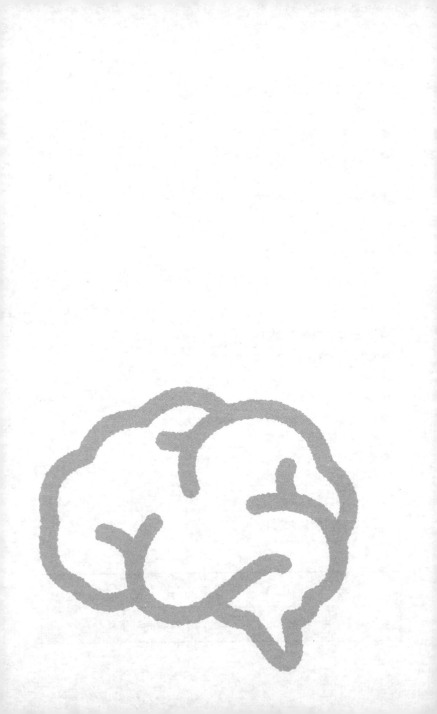

序　章

老化从大脑开始，
返老还童也从大脑开始

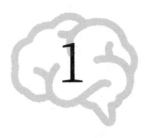

不能只从年龄上说事儿

"已经上了年纪了。"

"岁月不饶人。"

说这些话之前要想通以下事情：

好多人一过 40 岁，不论是运动、工作，还是做别的事情，总会感到不如二十几岁、三十几岁那样精力充沛，感到力不从心、容易疲劳、不能集中精力做事。从这些日常的"症状"中感到青春已逝，不再年轻。

这里"年岁到了""岁月不饶人"等说法是以既不能辩解又不死心的言辞安慰自己，是什么问题也解决不了的。有"岁月不饶人"说法的多数人如果能了解这种说法来自何处，就可以将其影响缩小到最低限度。随着年龄增长，大脑内部出现了问题，也就是说出现的问题是从大脑中来的。

那么，大脑的问题又是怎样的呢？

解决这种 40 岁后大脑中产生的问题，对克服老人内心焦虑和恐惧应该是第一步。

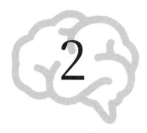

应该知道 40 岁以后大脑的情况

① 额叶逐渐萎缩（额叶老化）

② 脑内传导物质（血清素等）不足

③ 动脉硬化

④ 雄激素减少

额叶逐渐萎缩（额叶老化）。大脑额叶掌控人的"智能"——积极性、好奇心、创造性、计划性等。有的人从 40 岁就开始萎缩，也就是说老化开始。脑萎缩再发展，情感就无法控制，思维也变得平淡无奇。

脑内传导物质（血清素等）不足。血清素的减少易引起"抑郁症"，即使是暂时的减少也会使人出现积极性低下、烦躁等情况。

动脉硬化。脑血管一旦硬化，血液流动不畅，情况就特别严重。随着脑动脉硬化的发展，人就无法控制自己。

雄激素减少。雄激素，实际上女性体内也有（含量是男性的 1/20~1/10），从大脑下丘脑部分对垂体发出"分泌指令"时，男性主要是作用于睾丸和肾上腺，女性作用于卵巢和肾上腺。如果因器官老化引起睾丸、卵巢、肾上腺等功能衰弱，无论大脑这个"司令部"怎么努力，雄激素都会减少。

雄激素在脑内的直接作用是提高积极性，使判断力和记忆力有较高的功能作用。雄激素进一步减少，抑郁感产生，人的集中注意力和活力就会欠缺，引起判断力和记忆力的下降。

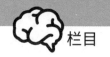

大脑的领域和不同的分工

人的大脑大致分为四个领域，再分为左右两个半球。右半球掌控左半身的运动和情感，左半球掌控右半身的运动和情感，大脑的各种功能按领域分工掌控。

（1）额叶

①前头极（额叶最前面的部位）：积极性、情绪的转换。

②运动前领域：创造性、积极性、情感的控制。

（2）颞叶（侧头联合领域）：语言的理解、形态的认识。

（3）顶叶（头顶联合领域）：计算功能、对空间等的认知和构成功能。

（4）枕叶（视觉领域）：视觉信息的理解。

由于各领域分担不同功能，因此，一旦某个领域出现故障，相应的功能及状态也就随之而变。

这些故障就是出现脑瘤、脑梗死等病症和伤病

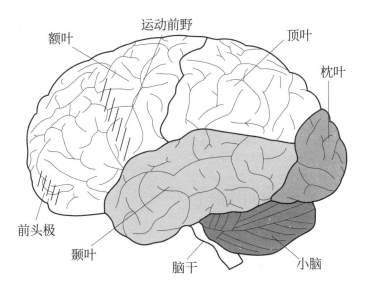

额叶　运动前野　顶叶　枕叶　前头极　颞叶　脑干　小脑

等，此外还有老化。

　　例如，掌控视觉信息的枕叶发生故障，就会引起视野狭窄、可见有物但不知其为何物等症状。掌控计算和空间认知的顶叶发生故障时，就会发生拼图和计算失误、容易迷路等。即使同样的失语症，如果是额叶出问题导致的，出现的症状是能理解对方所说的，而自己想说的却无法用语言表达（运动性失语）；颞叶出现问题时，出现的症状是想说什么能表现出来，而不能理解对方所说的内容（感觉性失语）。

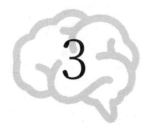

要注意抑郁症

"什么也不想干""转变头脑运作不灵活"……
一旦有此感觉，要注意的就是预防抑郁症。
血清素不足是抑郁症的导火线，不能大意。

40 岁以上年龄段的人如果出现了"最近总觉得什么都不想干""变得懒散""头脑运作不灵活"等感觉时，就应该立即怀疑是否罹患了抑郁症。

中年以上人群，患抑郁症的主要原因是脑内传导物质血清素不足。

目前证实了引起抑郁症的原因之一，是神经细胞、肌纤维之间形成的被称为突触的连接部位的神经传导物质发生了故障。突触中有间隙，血清素注入这个间隙时神经传导开始发挥作用。然而血清素一旦没有顺利地流入突触，就会被原来释放的地方吸收回去。如果出现这种现象，或者是释放的血清素不足，神经传导无法进行时，就会产生情绪低落，发展成抑郁症。

要想预防抑郁症，就需要防止血清素减少（少吃粗粮，多吃肉食）。

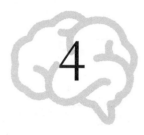

也要注意男性更年期

以为是抑郁……

男性也有更年期。

了解它的机制和对身心的影响。

对男性来说，失去争强好胜、敢想敢闯的精神，不仅仅是抑郁症，还有可能是更年期。你也许会说："啊，怎么！男性也有更年期？"其实更年期障碍并不只限于女性。

人体中有 70 种维持生命而不可缺少的激素，虽然极其微量，但它们能控制各器官的功能、免疫功能以及代谢功能等。这些激素以 40 岁左右为分界线，40 岁后分泌量逐渐减少。

男性的雄激素急剧减少会造成体内激素的平衡失控，除发热、发汗、眩晕、头痛、耳鸣等各种症状的出现，乏力、注意力无法集中和记忆力低下、焦躁不安、抑郁等心理性症状也都表现出来。这些"不确定性身体不适"称为更年期障碍。

老年人容易出现这种心理上的障碍。被诊断为"抑郁"的人中，实际上有相当数量的人被误诊为"更年期障碍"。

对女性来说，由于伴随着"闭经"，比较容易引起重视。而对于男性来说，因为没有与之对应的症状表现，所以"更年期障碍"更要注意。

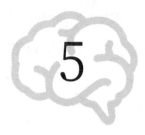

5

预防动脉硬化

做事主动性下降是大脑动脉硬化的"黄色信号"。

如果脑供血不足，大脑功能就会逐渐下降。

尽早采取措施，防患于未然。

　　动脉硬化与脑梗、心肌梗死等生死攸关的疾病有着直接的关系。

　　大脑以外的部分出现的动脉硬化会形成"侧支循环"。其中有一条辅助血流通路，它能在某种程度上确保血液流通。

　　然而脑血管细如发丝，逐条毛细血管供给脑内各部位血液，往往"侧支循环"难以避免血流的恶化。如果脑内血流不畅，就会影响大脑发挥各种功能作用。

　　另外，脑动脉硬化使人主动性下降，整天什么事都不干（为此被误认为有痴呆症），即使病情不太严重，工作缺乏主动，该做的事也会变得不愿意去做。

　　人一过 40 岁就产生一种感觉"总觉得缺乏干劲""干什么事都毫无信心"时，说不定就是脑动脉硬化的"黄色信号"。我们不能轻视身体发出的信号，应该及时、尽早采取措施。

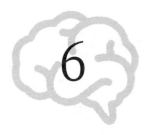

6

预防额叶的老化

额叶的功能：控制积极性和感情；思维的转换；创造性。

额叶萎缩老化，随之这些功能都会下降，换句话说，如果维持这些功能不下降，则额叶本身的老化也就能得到抑制。

"精气旺盛的人外观和体质都焕发青春"，很多人这样认为。这种"气"就是"心情"。换言之也就是"情感"，随之而出现的是"积极性""思考"，甚至"创造性"。

了解人"积极性""热情""思考""创造性"的情况如何，就能知道整个人的额叶状况。"积极性""热情""思考""创造性"的年轻状态保持住、控制好，那么，额叶的萎缩、老化也就能得到有效的抑制。而且这并非很难实现的事。一个人的生活方式、日常习惯、嗜好和秉性，还有思维方法等知识稍微改变和改正就能得到简单的、意想不到的效果。

因为额叶掌控体内抗衰老关键的"钥匙"，所以从下章开始介绍有关预防额叶老化的种种妙策。

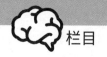
说说额叶的老化

随着年龄的增长，人的大脑都有所萎缩，就是大脑的老化，但大脑整体不会像海绵那样一下子变得枯萎干瘪。

科学证明了脑体中最早萎缩（老化）的是额叶，这种老化（神经细胞的减少加速）是从40岁左右就开始了。那么这种额叶的老化会有什么样的症状呢？

随着额叶的老化会发生：主动性和积极性减退，情感老化；有些情感和想法没办法切换成另一种；失去了新的想法和创造性。

具体来说，就是情感难以控制，容易生气，换种说法是情感转换失灵，一旦怒火中烧就一发不可收拾。

另外，由于主动性和积极性减退，干什么都提不起精神，就连动动身子都觉得麻烦。

缺乏创造性，没有创意，思考方法也变得平淡无奇。

虽然实际症状以各种各样的形式出现，麻烦的是，额叶老化萎缩的状况在核磁共振图像上看得清清楚楚，但本人一点感觉也没有。

额叶的功能可以说是"人性本色的基本"，不使用也不会感到不方便，仍然能生存下去。正因为如此，患者很难察觉到自己的额叶正在老化。

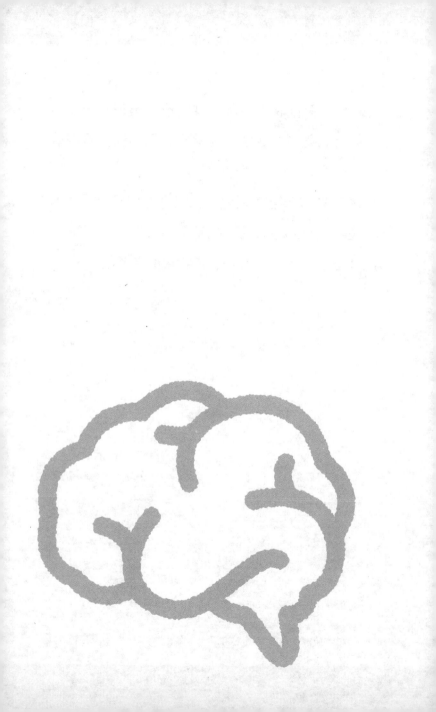

第 1 章

大脑输出系的锻炼

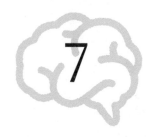

减少使用"那个""哪个"
"这个"等指示代词

有些人平常无意中使用"那个""哪个""这个"等代词。

这些代词在交谈中使用过多，那就是"脑梗死""老化"发展的证据。

怎么也想不起人名、物名，这时就很容易使用"那个""这个"等方便的指示代词。和家里人在交谈中使用"那个放在哪儿了呀？""啊啊，是那个呀！""就放在那里了哦！"来敷衍两下。

年岁越来越大，"那个名字就是想不起来"，因而在交谈中不断使用指示代词，如果说是无可奈何也是能理解的，然而关键的是没有把它当成问题。

我们姑且不去纠结想不起的单词而只用指示代词这件事。问题是不去做"想起来"的努力，即不使用"大脑的输出功能"。这样停止使用大脑，器官就会朝着"生锈"的方向发展——尤其是中老年以后的人群。

那种交谈中能理解"那个""这个"的对方，说得好听一点就是"相互之间有一种默契"，说得不好听就是相互之间"无新鲜感""无刺激""惰性交往"。

在这种关系的交往当中，额叶的使用机会也就不存在。

在"那个""哪个""这个"频频使用的交谈中，不知不觉老化加速发展，危险也就潜伏下来。

输出比输入更重要

"记忆力"不只是"记物力",而且是"事物的回忆力",以前记住的再想起来的能力。

这种"从脑中提取以前的记忆（检索）功能"被认为只能由额叶来担当。而额叶萎缩（老化），功能当然也会衰退，事情也就想不起来。

而且更可怕的是，记忆功能一开始衰退便恶性循环，痴呆更加速发展。认为自己"想不出来东西"，连"话题"也就无从谈起了。

其实，随着年岁增长，昔日快言快语的人因为额叶老化，检索功能衰退，因而逐渐变得沉默寡言了。

就这样沉默寡言在家，闭门不出，只用"那个""这个"交谈就可以的话，额叶的检索功能老化会越来越加剧，人也会越来越懒得说话，额叶老化进一步发展，很快陷入恶性循环。

随着年岁增大记忆力越来越差，有的人为此而苦恼，而为自己变得沉默寡言而苦恼的人恐怕不会有。但是从老化这一点来看，应该深刻烦恼的并非记忆力的恶化，而是变得沉默寡言。

读书不入脑、记忆力变差是"记住—输入线"衰退了。因为记忆行为是相当"意志性的行为"，如果有这些我"必须记住"的意识，有很多是不成问题的。而且，即使是上了岁数，只要是热衷于自己喜欢的事，就能记住。

而"存储的输出＝输出系统"除了额叶控制之外没有别的地方可以借助。

那么，与输入系统相比，首先要锻炼"脑的输出系统"。虽然说是"锻炼"，但并不是指那种强度很大的"训练"。

审视、改正平时的习惯，改变一下对事物的看法。仅仅是做好这些，也能降低老化的速度。

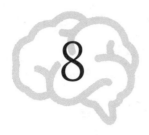

8

放弃"算了吧"，努力去回忆

不能"怎么也想不起来……那就算了吧"，而是"无论如何也想不起来……但是，我还要尽量去'想起来'"——仅此一点也能阻止老化进一步发展。

也许你交往好多年的朋友和家人在你上岁数以前就开始只用"那个""这个"等指示代词交谈，有时候也会很快把话说完。也许那种以逐个单词置换方式的话语使人感到有些生硬。但是，年岁大了，一时想不起来用什么指示代词才能交谈，倒不如给自己规定，不许用指示代词。

例如，与学生时代的朋友聊天时，"喂！隔壁班上那家伙叫什么来着，那个总是倒戴垒球帽的家伙……""啊！知道了，那家伙啊……对了，对了，那家伙名字我想不起来，好吧。"这个话题就结束了。谜面转到下一个话题，但脑海中还暗存着"是谁啊，到底是谁啊，究竟是谁啊……"的回响，在这样想来想去的过程中，有时会想起来。

这样努力回忆的时候，大脑的检索功能加倍努力，终于成功提取"以前的记忆"，这种事持续进行比起不想回忆的时候，大脑的检索功能得到了大大的提升。

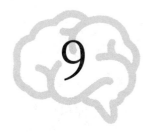

9

抛开自尊探求未知

锻炼输出系统最简单的方法就是找人谈话。

"记忆模糊"

"可能会说错话"

"接不上别人的话"

"这种事情不能问别人"

——现在就把这些心理障碍清除掉吧。

人一上岁数就变得沉默寡言，这就会加速人的老化，那么，改善沉默寡言就成为抗衰老的最简单良方。对已经变得沉默的人来说，那是很困难的，我想也许是。然而为什么困难呢？如前面所述，是因为大脑的检索功能衰退，记忆变得模糊不清，再也想不起来过去的记忆，或者是与人交谈，自己不知道的事情很多，无法跟上主题。

但是，即使上了岁数看上去仍很年轻的人，他们一般都是一旦遇到了自己不懂的，或者自己想知道的事，就会老老实实地对人说："我不知道，能否教教我"，并会耐心求教。越是经验丰富并有成就的人，越是积极询问、虚心请教。

松下幸之助即使到了晚年，遇到自己不明白的事，哪怕是日常一般的事，也要向自己孙子年龄大小的技术人员问个明白。

如果怕这样一问"会被嘲笑"，被人说："这样的事也不懂啊"，只需考虑"只要不懂就问明白"。总之，以轻松的心态和人交谈，这直接关系到输出系的锻炼。

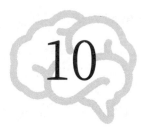

记日记

将发生的事写入日记是输入系作业。

写日记之前"回忆"这个过程也很重要。

即使是平凡的一天，也一定会有"回想起来的事情"。

日记是"引导记忆的训练"。

不少人儿童时期暑假作业每天被迫写日记。和家人一起旅游，和朋友一起游玩等特别有趣的好日子姑且不论，"今天到底记什么才好呢？"我想很多人有这样的烦恼体验。更何况长大成人后每天过着固定的日常生活，就会觉得"记日记是不可能的"，但是，越是没有什么特别值得记忆的平平常常的日子，越是锻炼输出系的机会。

"今天和谁见面，聊了些什么""中午吃什么，好吃不好吃""上下班途中、散步途中看到了什么"这些看似平常的事情，如果不去回忆，就会以"不记得"告终。

虽说日记不一定写长文章，只记录也没关系，或者是用"微博"以自言自语的形式写出来也不错。

总之，日记不是记"输入"，而是记"输出"。

如果你把它当成"回忆训练"来做，就不会"三天打鱼，两天晒网"了。

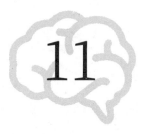

活用网络日记

　　网络日记是面向不特定人的公开日记。

　　将回想起来的事情让别人知道而写出来，那就更能磨炼自己的输出能力。

日记说到底是为自己写的，只要自己知道就行了，网络日记正因为是对不特定多数人公开的，如果写得对方看不明白，那写出来就毫无意义。因此，比起日记更要注意措辞和表达，这可以锻炼表达力，即"输出力"。

很多人在日常生活中几乎没有动脑筋写文章的机会了吧，工作计划写入效率手册，会议要点写入记录本，电话内容要点记下来。这些纯粹就是"输入作业"，而写出记忆、回想是"输出"，是完全不同的。

另外，即便是写出业务文件和项目报告，这些要说的话，是按照固定格式根据资料需要填写的，可以说是类似"输入"。

把散存在头脑中的信息和知识以及记忆都挖掘出来，进一步为了使别人都能看清楚，把它们写出来。这样做在初期也许相应地要花一些时间，可是在完成的过程中，额叶"生锈部分"就会像加上润滑油一样，工作变得非常顺利，该回忆的都能"顺利回想起来并写出来。"

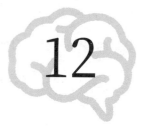

结交新朋友

通过网络日记构筑与未知人群的联络，打开通向不为人知的自己和新的可能性的大门，给大脑输入快感并使记忆被激活使之活性化。

如前所述，网络日记的功效不仅仅在于提升表现力，即"输出力"。对于你写出的内容，有的人把它作为有用的信息，有的人会有不同的观点反驳你——很多你不认识的人对你的观点会有不同的反响，如果你不写在网络日记里，就不会与不认识的人之间有"联络"，也就不会产生与大家交流的"网络沟通"。

从那里你可以得到自己从来没有得到过的新的情报和知识，从来自各种各样人群的观点中获得刺激。

并且通过那个网络你能觉醒、接触未知的世界、唤醒沉睡在深处的才能和潜力。实际上，大脑通过与他人之间的网络交流获得快感，反过来更加激活大脑。而且，日常生活中沉默寡言、不与人说话，也不使用网络日记，只与目前为止的少数几个人交往，大脑就会逐渐萎缩。

网络交流是促进大脑、身心变得年轻活跃的力量所在。

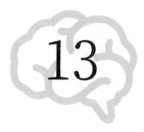

13

回忆身边之物得到启示

即使是日常平凡无奇之事，只要你想要想起来，就能想出来。

即使不想回忆，有时也会自然而然地产生回忆的连锁反应……

我说过，通过日记和网络日记，即使是日常发生的微不足道的小事，只要你努力地去回忆，也会因为某种契机，过去的事就会不断地浮现在脑子里。

　　如果平时就把这些能够成为回忆连锁线索的东西放在身边的话，这些东西也能成为回忆训练输出系的最佳工具。

　　例如，翻开地图，看着看着就想起了年轻时走访的山村和城市、家庭旅行曾经观光的地点。然后对那里留下的各种各样的回忆都像走马灯一样围绕转动。

　　字典、单词本也不错，可以确认自己对词语的记忆有多少，翻看怀旧英语单词本时，会不经意地想起，当时用那个单词本拼命学习应对考试的情景。

　　另外，还有标本图和产品目录，从儿时热衷的昆虫图鉴、年轻时企盼的摩托车说明书中，不单是昆虫和酷爱的摩托车，就连那时候热衷的事的回忆也会突然复苏。

　　这样再一次沉浸在当时的思绪中，能唤起大脑的愉快、兴奋，继而使大脑返老还童，有着一举两得的效果。

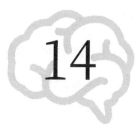

灵活巧妙地花钱

"花钱即把钱花出去"是输出系行为，而且是花钱人的"表现力"和"创造性"的显现，体现了一个人的创造力、规划力以及计划性行为。

据说日本是喜欢积蓄的民族，把钱存起来是输入，花出去是输出。犹如只掌握知识、收集信息而不"使用"则毫无意义一样，钱不仅是为了储存的，而是为了"花销""支出"存在的。

虽然掌握了一些知识和信息，却无法熟练地使用。其实金钱也是同样，不同的金钱使用方式可以如实地反映各自不同的表现力和原创性。

同样是花钱，最好不要乱花，而是要用在关键地方尽情享受花钱的乐趣，那样，拥有的幸福感是最佳的。那么，钱花在哪里，怎么花？资金的用法是一个认真而深奥的题目。

如何使用好奖金？仔细考虑的时候，正是额叶发挥作用的时刻。

花钱时要看看自己"口袋"的情况，用于何处、用多少，做好规划，结果即使奢侈了，但没有超过预算，也会获得极大的满足。考虑如何花钱，是体现一个人的创造力和规划力、计划性的一种极其有创意的行为。

15

认真考虑花钱方式

对于"不想衰老下去，还想返老还童"的人，与其大手大脚花钱，不如成为会花钱的高手，什么叫"花钱的高手"呢？

很多人认为，在职工作期间被孩子的教育费和房贷紧紧逼迫，退休后又需要养老金生活，所以必须节约。

但是长期过着平凡的生活，即使不空虚无聊，退休后经常闭门不出只过着紧巴巴的节约生活，那么大脑输出系的额叶受到刺激的机会就会减小。

正因为不富裕、收入很少，那如何用有限的资金使自己和家人变得快乐呢，这是额叶全面运转认真考虑的事情。

如果对结果感到满意，那是对额叶的好奖励，额叶将会越来越有干劲地工作，大脑会越来越年轻。

一方面，钱该花的时候就得花，是另一种节约。大多数人是"这个月花费多一点，下个月腰带就勒紧一点"，各有各的办法。

另一方面，不少过日子吝啬的人，拿着节约下来的钱说："嗯，这个月没有奢侈，所以多花一点也可以"，就去一点一点地买没有意义的东西，其结果是浪费钱财。

用额叶来花钱，使自己变成花钱的能人，避免成为不会花钱的俗人，从另一个角度说，额叶也成为划分返老还童之人和老化到底之人的分界线。

16

言行一致

一旦说出"要做"，就必须得做。如果你这样强迫自己，大脑就会恢复活力。

在工作上，如果你说出"要做，必须做"那就得认真地去做，否则就会失去诚信，因此谁都会拼命地去完成。

但是，同伴之间或者家庭内部成员之间的事情，想着"反正也不是工作上的事情""过几天再做也行"，不知不觉就推迟了，放任不管是常有的事情。

然而，无论用语言表达多么奇妙的主意和想法，如果不伴随行动，那么这个"输出"有何意义呢？既然这么说，那就"闭口不言"吧。这样想的人会变得无事可做，渐渐走进大脑衰退的死胡同里。

为了保持青春，不仅要用语言表达自己的想法，还要将它付诸实践行动，需要有一种"为了付诸行动而说出口"的精神。

一旦宣告我要去做，那不做不行啊。

如果你想把你的想法用行动表现出来，那么你就得拼命思考如何实现它，这个思考过程，也是将大脑重新唤醒的过程。

17

不要"勉强"学习

年岁高了，记忆力下降是不可避免的。

勉强学习没有意义，也难以持续下去。

不如把至今为止装在大脑里的各种知识和信息作为基础，对外输出是关键。

　　各种文化中心和大学讲座中心将"一生学习"的大标语牌树立起来，招募生源，"不学不行""学习重要"这种想法不一定是正确的。

　　老年人记忆力比年轻时明显下降，如果把知识塞得一满再满，最后还是被遗忘得干干净净。

　　上了年纪，到现在为止已经输入了各种各样的知识，与其读了立刻就忘了，还不如停止以输入为主的学习，借机将已有的知识情报运用发挥，提倡新事物，以日记和网络日记的形式写出来。也就是说将输出作为重点，中年后的终身学习重点应该是怎样减少输入的比例。

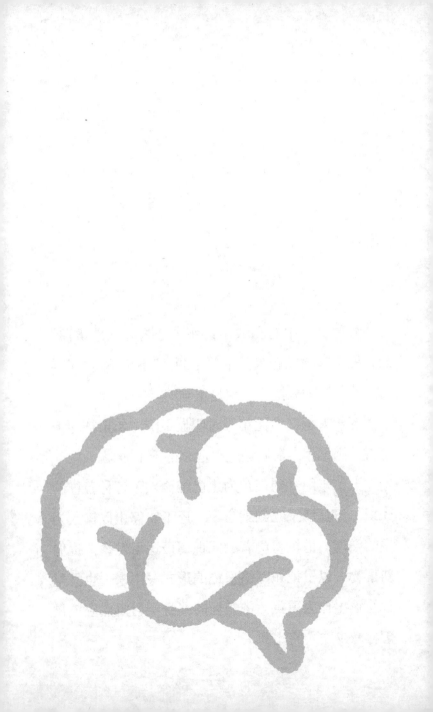

第 2 章

锻炼大脑的"应变能力"

18

积极接受预料之外的新事物

额叶变得活跃起来，就是碰上意外之事的时候，那我们就主动去寻找预料之外的事物吧。

意外之事无法解决，一直是有些人逃避责任的借口，而且很多人会厌烦面对意料之外的事情。

可是额叶欢迎这种意外，"意外"正是自己要摩拳擦掌、一直等待的时机。

只是做不动脑、与简单的数字打交道、能预知结果的工作的话，额叶几乎活动不起来，只需处理与掌握语言记忆和理解以及与数字相关的事情，颞叶和顶叶起作用就够了。

每天在同样的时间起床、上下班，从事单纯的工作，回家后躺着看电视，额叶就没有出场的机会了。如果这样的生活继续下去的话，额叶就不用说了，对整个大脑的刺激也会消失，毫无疑问会走向老化之路。

碰上意外喜讯和使人喜悦的意外想法，是很有价值的。就像朝平静的水面投入一颗石子，波纹一次次地外延一样，你日常生活能否遇到预料之外的事，就取决于你自己了。

19

适当地参与理财

　　尽管事实和现象各种各样、形形色色，需要额叶充分运转、观察判断，但"不能预见"能极大地刺激额叶。掌控、参与理财也可以预防痴呆。

额叶很喜欢 "预料之外" 的事情在日常生活中经常发生（在日常生活中成为家常便饭一样经常发生）。参与理财的话，关键时刻买卖，额叶都必须最大限度地进行活动。

给自己规定一个 "可以损失的界限"，只要在这个范围内玩玩，可以说是 "有益无害" 的，不少人认为不应该随便买那些冒险的理财产品，觉得还是定期存款或购买国债这种保本型的金融产品，踏踏实实地储蓄比较好。但是，抛弃这种既成概念和固定观念也是返老还童的第一步。

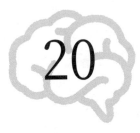

有时也可以试谈恋爱

　　说到"无法预知未来""意料之外的事情接连不断"恋爱也是如此。

　　只要心不老，人就不会老。

即便上了年纪，有时也会对有魅力的异性产生情不自禁的激动。可是，出于"老人谈恋爱成何体统，终归要碰钉子"等想法，自己只能掩饰在内心中。

但是，恋爱和理财一样有助于防止老化，对阻止痴呆是极为有益的。恋爱不仅预料不到结果，而且还伴有许多预料之外的事态，这些对刺激额叶都是不可缺少的。

另外，仅仅是激动，就会给你带来温暖、心花怒放、变得年轻，那可是一种幸福的感情，刺激大脑的快感神经，让你心情愉快。

自己用不着在意，也没有必要排除这种感情。

心态年轻就不会觉得老，这种激动用不着左顾右盼，继续怀抱那种幸福的情感。

无论多大年龄，人越老大脑越需要激动，这种"激动"会让人在兴奋中变得年轻。

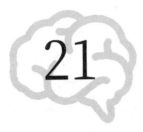

21

不去熟悉的商店

即使什么也不说，老板也会拿出我喜欢的商品；

即使不买东西，只是待在那儿也会感到踏实的像藏身之处的店……

这就是老化特有的一种"避居状态"。

去过几次以后不知不觉成了一位常客，与店主和店员变得亲密起来，还能享受特殊待遇，这样一来，就只去这家店而不去别的店了。

这种倾向从大脑功能来分析，是老化特有的一种"闭门不出"。

拥有如此熟悉的店，绝对不是坏事，但偶尔还应该下决心去新店看看，或许新店的餐饮价格高、味道差，或许店里的氛围让你感到失望、不舒适。尽管如此，以"这样也无所谓"的心情去开拓新事物，只有自己才能打开紧闭的房间，打开新店的门，解放自己的大脑。

22

买 CD 就买新版，
看电影就去影院看新片儿

只听过去的流行曲，只看老电影片子，这也是大脑出现老化的现象。

通过接触新歌曲、新影片，有希望激活大脑。

年轻时掰着手指算计自己喜欢的艺人的新曲何时发售，当天早早到店门口排队的人，现在在 CD 专卖店买的只不过是"精选专辑"。

过去常去电影院看电影，现在只借 DVD 或者是买几张曾经留下深刻记忆的 DVD 看看而已。

——这些都是大脑老化的表现，这种习惯继续下去，老化就只有一味地向前发展。

大脑额叶对眼睛未见过的东西、耳朵未听过的东西反应良好。见到、听到新东西、新事物的行动，可以激活大脑保持年轻。

如果要买 CD 的话，就买最流行的，唱卡拉 OK，就大胆地挑战没唱过的曲子，看电影就去电影院看热门新作，这样能刺激大脑额叶，保持年轻哦。

23

不畏惧变化，享受变化

不回避变化和难题，相反把它看成锻炼额叶的好机会，并高兴地与其对峙；更重要的是，要使其更加刺激额叶充分运转产生美妙的想法。

据说"头脑死板的人易患痴呆，头脑灵活、随机应变的人就不易痴呆"。

头脑灵活随机应变的人，一方面，因为额叶总在运转，得到了锻炼，能防止老化；另一方面，意味着富于变化有刺激的生活方式可以锻炼额叶防止老化。

正因为如此，本书中我提倡自己去寻找意外的机遇，最重要的是不回避突如其来的事情，而是要积极地面对，做好解决问题的心理准备。

也就是说，无论发生什么变化或问题都不要害怕，也不要总嫌麻烦，这是锻炼额叶的好机会，要乐意去面对变化和问题。

不畏惧变化，抱着享受变化的心态，这样额叶更加喜悦并且全速运转，变得活跃，给我们提供解决这些变化和难题的最佳办法。

年纪大了也得找点儿苦吃

很多人在记忆力下降初期就说："啊！我认为我开始渐渐老化了。"这就是误解的开始，和记忆的输入、储蓄有关的是大脑的颞叶，而且颞叶的老化比额叶晚。

记忆力低下开始之前，额叶的老化早就开始了。

还有，大部分人会以为虽然年轻时视野狭窄，但是随着年龄的增长、经验的积累，对各种事物的看法也会变得丰富多彩，这也是一个很大的误区。

开始上年纪，颞叶还很活跃，而额叶开始老化，尤其明显的是"以前是这样做的，所以还是保持同样的做法，就不会有什么问题"，这就是所谓的按部就班思维。

这是因为额叶没能进行"未来型思考"，这样，上岁数了，也不可能有"丰富多彩的观点"，而且容易按过去的眼光看问题，既没有创造性，又没有多样性。

而且"随着年龄增长，工作上也不太会有失误，那是因为工作熟练了"。这样想也有可能是误区，有时候可以认为只不过是不做会导致失败的事情而已。

最重要的是，引起这样的误区仅仅只能证明额叶老化了。

大脑一旦老化，变得只做自己喜欢、让自己感到舒服的事情，因此按照自己认同的方式去解释事物，回避自讨苦吃的事情。

可是，现在是人生80岁的年代，虽说40岁、50岁，某种意义上已不属于年轻之辈，但也说不上老了，无论多大年纪，不畏惧失败，即便遇到困难也应该勇往直前。

常说"年轻时的辛苦就是拿钱买也是值得的"。反过来说，为了防止大脑衰退，年纪大时的辛苦就是拿钱买也是值得的。

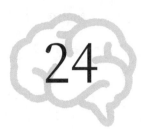

24

不抱怨，
培养发牢骚前先思考的习惯

发牢骚无用，抱怨也无济于事。

即便发生了麻烦、伤脑筋之事，也要鼓励自己"麻烦是发明之母"。

全身心地去想办法的话，是一定能跨越的。

人们常说的"年岁大了牢骚满腹"就是额叶的老化现象。

动不动就发牢骚会促使额叶老化，解决问题的能力进一步下降。发生任何不合理的事情都无法解决，换句话说，处于不能接受的困境就以怨言形式发泄出来。

然而发牢骚是解决不了问题的。

首先我们要养成不发牢骚的习惯，然后培养思考的习惯来代替抱怨和牢骚。通过思考，让额叶充分发挥作用的话，额叶自然而然地会得到锻炼，并提高我们解决问题的能力。

顺便说一下，我认为麻烦是发明之母，越是麻烦的事情，或者在陷入逆境的时候，就越能激发人强烈的创造力和克服困难的能力。

无论发生什么事情，都不要发牢骚，请一定要发挥潜藏在自己内在的优秀能力。

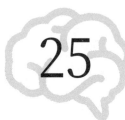

25

培训自己
一件事情多种观点的能力

很多事儿不能"二者择一""非白即黑"，而是有各种各样的选择。

这也是针对自己应变能力的一种训练。

从对社会问题发表的评论来看，大多是二者选一，不了了之。

例如，针对原子能发电的问题，因为有危险，立即出现废止原子能发电站与废止原子能发电站不现实两种论调对峙。"逐渐减少原子能发电，将来全面废止"的论调也高涨起来，可是，因为被前面的两种主要观点淹没，而变得不坚定了。

对于替代核电站能源的议论也是一样，仅仅只是在风力、水利、太阳能、燃石轮机等现有的领域中议论来议论去，其实不可以只把目光转向太阳能等新能源，或者在较少的方案中选择，虽然最后的结论只有一个，但我觉得选择性还是多一些比较好。

有一家出版社，为了一本书的书名，全社各部门成员每人至少得举出三十多个书名。据说是按章程的要求，可以得到不少经过思考的选项。如果每人仅仅以自己平常的想法和看法、知识、情绪去考虑，是达不到要求的。需要从与平时不同的观点和立场来构思，这样能培养你的"想出其他可能性"以及"随机应变"的能力。

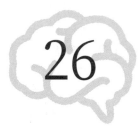

26

与其考虑"到现在为止如何做的"
不如考虑"从现在开始该如何做"

　　不能只凭过去的经验采取行动，而要从对未来的预测和展望来判断"该怎么做"。

　　在变化激烈的时代，这样的额叶未来型思考是必须的。

大脑额叶所起作用之一是通过顶叶和颞叶等其他领域蓄积的经验进行综合判断，掌控自己的行为。

这是大多数动物的共性，而人类和其他动物的差别在于，决定行动时人的额叶不仅只凭借过去的经验，而是更进一步预测和展望未来，在此基础上做出判断，也就是说，思维方式变成 "不是因为一直以来都是这样做的，现在也应该这么做"，而是 "虽然到目前为止都是这么做的，可是今后还这么做，可能行不通，所以才应该那样做"。

如果额叶能够活跃地工作，那么就可以像这样假设："今后会变成这样，也可以模拟成有可能会产生这样的结果，所以应该这样做"。

当然，过去的经验肯定也会成为形成未来的基础，但是，在像现代这样变化激烈的时代，认为 "过去是这样的，所以理论上就应该是这样"，就会跟不上时代的脚步，也就难以采取正确的应对。

比起从基础上思考新事物的能力，至今为止是怎样做的，更重要的是今后该怎么做。这种额叶 "未来型" 思考是必不可少的。

27

积极进行有失败可能性的实验

自己的想法也好，好奇心也好，缺乏实践对额叶来说就毫无意义。

不断挑战潜藏着失败的实验，是保持年轻的秘诀。

　　要保持年轻，自己有想法并付诸实践是很重要的，二者要统一。只要有兴趣，就要采取具体行动。因嫌麻烦而无所作为，则会加剧额叶的老化。根据自己的好奇心采取行动的时候，要有实验精神。这种实验如果不伴随失败的可能性，也就失去了意义。

　　学校理科实验室的实验中，大多数是事先知道结果的。实验本来是"对未知事物的挑战"，失败的可能性与其交织在一起。

　　反过来说，不存在失败可能性的实验，就不是真正的实验。不畏惧失败，按照自己的好奇心果断行动，这才叫实验精神。这种实验精神是刺激、挖掘额叶的动力，失败中当然也有事先能够预测到的情况，但是越是意料之外的失败，额叶就越兴奋。

　　面对意外事态"那怎么办"，让我们深层思考，促使额叶充分运转、积极挑战，将与未知失败交织在一起的实验进行到底是保持年轻的秘诀，这是不言而喻的。

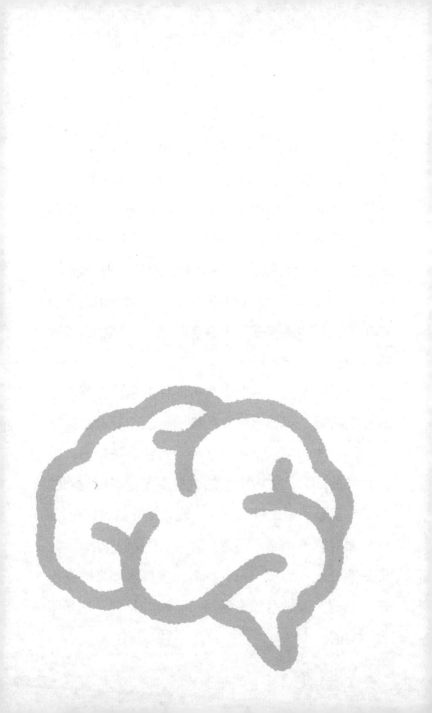

第 3 章

防止情感老化和
思考老化的训练

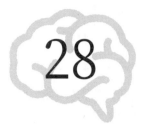

28

不看电视综艺节目

只会促进痴呆的电视节目，不要看。

什么也不想、只待着看就好的电视综艺节目，对大脑而言没有任何刺激，只能使大脑停止思考。

正如《看电视之大罪状》一书中所写的一样，我认为，除了部分质量较好的电视剧或有教育意义的节目之外，电视是有百害而无一利、对大脑有害的。

首先，家人好不容易聚在一起，在客厅里光看电视的话，家人之间就无法交流了。另外，综艺节目只不过逗人一笑而已，人的思考也被停止了。

乍一看，综艺节目题材单一，多为出演者力争发表其各自的观点，同时给观众带来思考的契机。但在很多情况下，某个人提出一个观点，就像是代表着社会上普通人的声音一样强加于人，其他人也都跟着连声附和"是这样的，是这样的"，如果不是自己持有相当明确想法的观众，只是跟着那个片面的武断的观点，就随波逐流了。

当你观看这样的节目的时候，你的脑子是完全没有开动的，额叶进入"休息状态"，如果一直持续这样的状态，额叶则越来越成了废物。

如果你不想让自己变得痴呆，不想越来越衰老，那么，从今天开始就不要再在电视上消磨时间了。

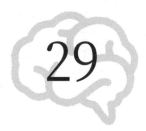

29

去寻找对自己来说的"真货"

看无效的电视节目，不如去"曲艺场"看真正的技艺。

去吃那些有名餐厅的牛排，还不如去无名街道小餐厅吃炸肉饼。

接触到对自己来说是"极好"的事物，大脑会感到至高无上的喜悦。

看电视消磨时间，还不如去欣赏滑稽相声，同样都是逗笑，电视综艺节目搞笑，大脑不会有任何反应，但是只要触及自己的兴趣爱好所在，大脑就会喜悦，因为笑是来自大脑的。

但是，促使大脑兴奋的所谓"真货"，没有必要非要众人都认可是"一流"的。例如，食品中的寿司、拉面、饺子、荞面饼、炸肉饼等，身边的店铺都有"一家独到之处"。如果有什么讲究的话，在这种讲究的"一品"中，你定会找到自己认为的"真货"，即便不是高级餐厅的菜单，普通餐馆中也有你会认可的"最佳"美食。

用自己的双脚不断地去寻找这样的美食，这就是所说的去寻找对自己来说的"真货"。

去寻找的不是已经成为日常的东西，而是去寻找你自己还不知道的，并且找到后一定会认为"就是它"的真货，欢呼雀跃地去探索的时候，额叶也会跟着异常兴奋，而且不停地运转。总之，额叶非常喜欢未知之物，而且当在遇到了"就是它"的那一瞬间，大脑得到了至高无上的喜悦。

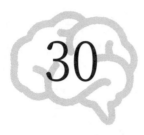

30

改善人际交往

与人交往"对话"刺激大脑，特别是刺激并激活额叶，使之记住快感的作用。针对大脑的抗衰老，人际交往是不可欠缺的。

　　与人交往的时候，毫无疑问心情会变得年轻，另外还有防止抑郁的效果。

　　实际上，人一旦陷入忧郁，连和其他人见面都嫌麻烦。所以在感觉到抑郁了、觉得有点不对劲之前，要积极地和人对话，与人交往十分重要。

　　这种时候，知心朋友和职场的伙伴就特别可贵。当你情绪低落时，在家人面前装成无事一样过得去，但在毫无隔阂的熟人面前，就容易流露出真情。

　　即便你不和对方说什么，对方知道、又好像不知道似地像往常一样开朗地说话，愉快地吃饭、喝酒，也许会给你营造一个活跃、轻松的气氛。于是，你可能会觉得他真的很有精神，这样，一下子会让你觉得你心中的阴影或烦恼不是一件大不了的事，同时也激励你打起精神振作起来。

　　也就是说，要从对方那里获得正能量，即使你的烦恼不能通过与人对话来解决，但只要你变得有精神，你的思考就会朝着积极的方向行动。这就是解决烦恼的第一步，这是多么令人感动的事啊！

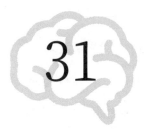

31

与年轻人交往

　　退休后突然衰老，是因为失去了有节奏的生活，陷入了老化的恶性循环。

　　退休后仍保持心态年轻，付诸行动才是重要的。

到年龄退休之后，常听到人说仅仅半年就像老了好几岁，这样一旦老化开始，心态也萎靡不振，更加速了衰老的恶性循环。

在职期间，即使每天都在重复同样的工作，也会干劲十足。另外，时不时地同客户或公司同僚等出去喝酒、打高尔夫球，这也是工作的一部分，通过这种交流，也会使人受到某种刺激。

由于身处组织之中，与各个年代的人都打交道，和下一代人的交往，是使自己保持心态年轻的绝好时机。

在职期间，只要正常地工作就具备了能保持年轻心态的环境，但在退休之后，自己不去寻求那样的环境的话，就不能避免衰老。

例如，只要注意在时尚方面多少花一点钱，看起来就变得年轻多了，外表年轻也能产生自信，变得想外出、变得活跃，心态积极就会行动，说不定会发生意想不到的事情。这样通过刺激额叶可以阻止老化的恶性循环，继而产生返老还童的循环。

32

不太在意人际交往的协调性

　　由于强调人际关系的协调性，带有芥蒂地与人交往，大脑欲求满足不了，就感到不快。

常年工作在组织之中，在人际交往中存在"协调性"是不可缺少的，特别是管理人员和团队领导在评价下属的时候，最重视的是"协调性"。

即使不是那样，随着年龄的增长，逐渐"读懂周围的气氛"，感觉附和大家比"我行我素"更轻松，因为这样不容易产生矛盾。

注重协调性，只要自己"忍一忍就没事了"，尽量"少发言"或者"不发言"，即使这样下定决心，可是心中还是残留着一股不可言状的感觉。这种感觉积累下去的话，大脑就会陷入欲求不满的状态。

如果只考虑周围的气氛和迎合对方的想法的话，交往者不但不会开心，反而会产生负担。人际交往对大脑抗老化来说是必要的，过于拘泥于协调性而导致人际交往的麻烦，索性去掉协调性也没有什么不好。适当不失自我的同时，摸索与人交往的方法，这应该说是比较明智的吧！

33

堂堂正正地发表自己的想法

大脑喜欢的人际交往是能互相交换意见和想法、产生共鸣、反驳等深层次的交流及融合。

健康长寿的人中，大多数是敢于自我主张、有主见的人。

有一本书叫《能说 No 的日本》，曾经很畅销。实际上，很多人认为"好的东西就是好的，坏的东西就是坏的"，心里这样想，嘴上却说不出来。

明确表达自己的想法，即使对方感到不舒服，仍能坚持自己观点的人确实容易树敌，其实，越是这样的人，越能得到别人的喜欢，被认为值得信任。反之，只看别人的脸色，说一些无关痛痒的话，即使没有招人讨厌，也没有人说他好。

人际交往很重要，但能使大脑喜欢的不是泛泛肤浅的交换，而是深层次的交流。交换互相之间的看法和想法，交换互相之间的共鸣，有时会一边相互反驳，最后一边又说"下次再见哦"，就是这样的交往。如果在人际交往中想说的话都不能说，大脑就觉得无聊。

针对现场气氛，有时说一点儿，有时又沉默不言的人会逐渐感到人际交往很累，就会封闭自我，失去青春活力。相反，有不少人八九十岁，还很有能力明确表示自己的看法和意见，自我拿定主意，这就是健康长寿的秘诀之一。

34

适当“我行我素”

　　思维灵敏的人，大脑会全速运转，没有时间发呆。

　　他们不盲目相信信息和知识，总是带着疑问尖锐地刺中本质，也能为活跃社会做出贡献。

有不少上了岁数的老人棱角磨光变得圆滑，但其中也有一些人一直保持原状，没有改变。他们坚持自己的信念，不屈服权威，对社会潮流满不在乎，具有很强的自我意识，被说成老顽固也好，被指责这么大岁数也不知道羞臊也罢，丝毫不介意。可以说他们"我行我素"，或者是智慧型好斗，有好斗本能的人。这种精神旺盛的人，很多人与生俱来就与痴呆无缘。这样的人更长寿。

他们不囫囵吞枣地听取外界传来的信息和知识，而从另外的角度去理解，提出疑问。普通人置若罔闻、左耳进右耳出的事物，他们也能敏锐地刺穿本质。

脑子没有时间发呆，总是满负荷地运转着，始终如一，充满斗志，具有很强的自我意识的老大爷和老大妈们，不但自身永远保持年轻，也为使社会活跃起来做出巨大贡献。

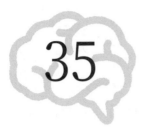

35

积极参加争论

争论将"回忆力"和"输出力"都动员起来，对无法预测的状况也能瞬间随机应变，具有综合维护大脑的效果。

认为争论是不成熟的行为而回避，实际上是老化开始的信号。

年轻时和朋友、同事，有时还会和前辈、上司因为一些小事争论不休，但是过了 40 岁就会想："没有必要去为那么单纯无聊的事争个输赢""能这样想说明我已经变成了一个成熟的人"。

但是，这实际上是越过成熟、人的大脑开始老化的信号。

和人争论问题的时候，大脑会引申知识、信息、经验，组合成合乎逻辑的论点和无法预测的对方争辩。在争论的瞬间，从知识、信息、经验中融合组成理论，继续迎战。也就是说，大脑动员"回忆力"和"输出力"，采取随机应变的状态进行争论。

如果觉得讨论是很麻烦的事，说明你的情感老化、额叶功能下降，"回忆力"和"输出力"也都减弱了，或是因为对预测不到的事失去了随机应变的能力。也就是说，大脑衰退了。

眼看着要面临争辩的时候立刻采取回避的态度，认为"不要去做孩子气的事"，只不过是老化开始时大脑的借口罢了。如果这样回避的话，就会错过锻炼大脑的难得机会。

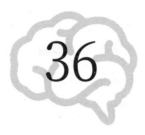

去掉消极情绪

　　消极情绪会促使大脑老化，而争论会促进大脑返老还童。

　　可以无所顾忌地进行争论时，成为最合适的争论对象的，应该是谁呢？

　　在工作中，如在会议上，遇到争论时或者即使争论不是那么激烈时，常常会想："算了吧""不希望搞得不愉快"，因此经常以消极的态度不了了之。

学生时代，筷子掉在地上都能成为争论的话题。从前一边争论到唾沫星子乱飞，一边喝酒到天亮的朋友，如今，彼此之间见了面也都同样地会说"真是上了年纪了啊"，只能温和碰杯，静坐度日，感受到了寂寞。

如前所述，即使我们都知道"争论"给大脑带来的好处很大，即使知道"算了吧"这种消极情绪会促进大脑老化，但是不管是在公司还是与邻居、家人相处，都不能不顾周围的气氛，热衷于争论。

但是，我认为如果是过去推心置腹、无话不谈，即使是有过激烈的争论，下次见面时仍然好像无事一样，能够继续交谈的朋友，无论年纪多大，都不会因为争论而尴尬的，反而双方都怀念起青春时代，见面时互相说："哦，你一点儿也没变，还是很年轻啊。"说这些话时，是不是大家的心情都很好呢？不用说，这种心情会刺激大脑，使之更加有活力。

37

主动承担责任

　　争论到最后，如果对方说"那你来做吧"的时候，你立刻挺起腰杆"那我就做给你看看"这种实践能力能够保持"大脑年轻"。

关于争论起来很麻烦，所以想避开的理由，我在前面也提到过，这里还有一个原因，那就是"我说出自己的意见和想法，并争论到最后，被对方说'那就你来做吧'"，使扮演这样一种不情愿的角色成为可能。

为了避免那种可能的事态，"与其那样倒不如我还是一言不发，保持沉默，按对方的思路去做"，避开争论，始终贯彻"多一事不如少一事"，或许这就是所谓的善于处世的人。

然而，如此善于处世，面临的正是大脑的衰退。

"既然这样，那你去做吧"，倒不如把它当成是为了让你年轻从天而降的声音。应该认为这是个很好的机会，因为"行动联系着你的心灵"，通过"行动"大脑会受到刺激，心态也会变得年轻。

试着发表你的意见，如果遇到争论，而且被说"那么你来做吧"的时候，你就立刻挺起腰杆"那我就做给你看看"，有这种实践能力的人，大脑能永远保持年轻。可以说，大脑是否年轻，与他的实践能力成正比。

38

不给欲望刹车

"我很想要，但是……"

那样总是忍住欲望的结果就是关闭通往新世界的大门。

外出看到自己想买的东西时，购物者分为三类："毫不犹豫，立刻买下来""买不买呢？犹豫了半天才买下来""再三犹豫，最后还是不买"。

即使是同一个人，根据商品价格的不同，行动模式也会有所不同。举例来说，假如看见了一件至今未曾出现过的时尚衣服，很想买，就是价格稍微贵一点。看到的瞬间就很想要，但是看到价钱牌又觉得贵，然后又想："穿上这件衣服出门的机会也不多呀""衣服紧了点，过段时间可能就穿不上了"，于是打消了购买的念头。

然而，如果这次不买的话，就会失去"如果买了的话，新的世界就会从现在开始"的机会。

穿上那件衣服的话，就会考虑去看看平时胆怯、没信心踏入的地方。在那里接触新的刺激，说不定是一次让额叶高兴的机会，可是你却错过了那个机会。

如果对欲望加以刹车，好奇心也就被刹车，于是大脑得不到满足，有可能会加速大脑的老化。

39

40 多岁时的欲望追求

随着年龄的增长，喜好也会改变，到了 40 岁左右差不多就不会怎么改变了。

40 岁以后，不管到多大年龄，想要的东西，只要满足了，就会使大脑获得幸福，还能让我们变得年轻。

有很多人不会去冲动购物，这也许在某种意义上是正确的，虽然当时想买，但是过几天又不想买了，或是忘记了。在这种情况下，恐怕那不是自己真正想要的东西。真正想要的东西是不管过多少天，即使有一段时间忘记了，最终还会再次成为想要的。

人的喜好在一生中会发生变化，虽说是因人而异，但是大体上从 40 岁左右开始会变得稳定。所以 40 岁左右想要的东西，或者想做的事情，在 60 岁左右也会想要，想去做的可能性很大。

即使忘了一段时间，当你听说某个朋友也有同样的东西，这时你有了"想买""想去做"的念头的话，就应该毫不犹豫，当机立断。

"真正想要的东西，想去做的事情"都一一变成现实的话，大脑就会充满幸福。到了 50 岁、60 岁、70 岁时重新寻找"40 岁想要的东西，想做的事情"，并且去实现，一定会让你精神焕发，变得年轻。

40

不炫耀自己的过去

炫耀自己过去如何如何，这也是老化的一种显现。

沉溺于过去的荣光，就容易陷入自我满足，既不能进步又会丧失上进心，额叶也得不到锻炼。

"从前备受异性的青睐""中小学生时代在家周围是屈指可数的学霸""年轻时工作期间，平步青云出人头地"，等等，口头禅一样地总在炫耀自己的过去。

在我看来，这样的人现在完全变得没有人注目，或许从前 20 岁过后就变成了一个普通人，而且还有可能已经从出人头地的人选中被淘汰成了一般人，老化进展也不是一般的速度了。

这种程度的"自我吹嘘"，或者是没有根据的自信持续下去，比忧郁也好不了多少。

如果这样一味地过于沉迷于过去的荣耀，就会满足于此，而不去追求新的思路。也就是说，不使用额叶了。于是就变得固执，变得缺乏灵活性，加速了大脑的老化。

"炫耀吹嘘过去"一贯是老人的专利。

应该抛弃过去的光环，"我还能成长，我还能进步"，面对未来坚持自信，追求新的荣光，心态自然而然就会变得年轻。

41

开卷有益随意阅读

如果只看同一种类、同一作者的书，那说明大脑已经老化了。

如果只看能让自己轻松的书，大脑也会变得模糊不清。

常常会有这种情况：曾经随手拿到各种类型的书、不同作者的书都能看的人，随着年龄的增长，爱好范围也逐渐缩小，开始阅读固定类型、固定作者的书了。

大脑一旦老化，就只会选择对自己有利的、舒适的事物，对于新世界和新事物只会消极对待。

当然，即使是同一作者，书里写的内容是不一样的，但是至少对写书的宗旨以及作者的思考方向和文章的表达方法是熟悉的，而且在某种程度上也能预测到书里展开的内容，所以读起来也比较轻松。

如果一直看这样的书，大脑就会像泡在温水中一样，渐渐变得沉重而松懈。

把看书作为防止大脑老化的一种方法，活用的话，比起只看同一种类或同一作者的书，我还是建议看到什么书，就拿起来随意阅读。

42

绝不说"当今的年轻人……"

你是不是忘了你年轻时被人说"如今的年轻人，实在不像话"时，你会反驳"哼，老家伙!"这个情景？

"不知道战争的孩子们"被在他们之前出生的大人们看成是"异种人"，现在也步入 60 岁后半期了。自己年轻时被人说"当今的年轻人啊……"而反驳对方的人，现在是不是也开始以同样的语气说"当今的年轻人啊……"呢？

今后应该严禁说这句话。

仅仅是嘴上说着"当今的年轻人啊……"这句话，不知不觉中心情和大脑也会老化。

我想这句话的背后还是有年轻人和自己不可能站在同一个赛场上的感觉，但那也是自己逐渐老去的焦虑和没有自信的反映吧！

实际上，从心情和外表看上去都充满活力的人。也不会产生"和年轻人一起聊天，出去喝点真是很累啊"这样的感觉，是绝对可以和年轻人无拘无束地交谈的。

这样平时就积极地与年轻人有接触的话，心情和大脑、身体也会变得年轻起来。

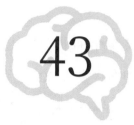

变得坦诚

即使被人表扬，也很难有发自内心的喜悦，这是额叶功能低下、情感衰退的原因。

要学会改正老是把事情往坏处想的"毛病"。

　　被别人夸奖时，不但不能诚恳接受，而是心中嘀咕："又在说奉承话"，其实这就是情感衰退的证据。又不是小孩子，一定年龄的大人应该知道对方是在恭维还是从心底里赞扬。

　　总是持否定态度的人，其原因在于额叶的功能衰弱，判断力迟钝，情感衰弱，变得难以活跃。这种人什么事情都会往坏处想，其结果就是，心情越沉重，越是加速情感的衰退，思考方式也变得固执，遇到问题也不可能灵活地去思考了。

　　然而，从某种意义上来说，如何去理解事物就同"习惯"一样，有意识地去改变它并不是不可能的。

　　如果被人夸奖了，就算不是那么回事儿，你也要高兴地去接受，一直保持这种态度，也是防止衰老的良策。

　　事物在坚持过程中会成为"习惯"，变"诚恳"，这种新的习惯，迟早会清除心里的沉渣。

44

不顺利时立刻放弃，重新振作

无论做什么都不顺利，这种时候就干脆放弃，转做别的事情。

养成"从头开始"这个习惯是很重要的。

做任何事情都不顺利，觉得没意思，情绪低落，而且很难从郁闷中摆脱出来，于是更加消沉。

这些都是中老年人额叶开始老化时常见的倾向。这种时候往往是不管做什么，都会向不好的方面发展。这时如果不在这里进行复位，重新开始，那么状况总也好不了。

做任何事情都不顺利的时候，要彻底地放弃，重振精神，开始做别的事情，挑战新的事物，展望未来，掌握好分寸，重新开始，要养成这样的习惯。

这个时候不要擅自反省，不顺利时的反省，看到的净是自己的缺点，会越来越消沉。

头脑和心情的转换方法因人而异，有的人是去吃好吃的东西，有的人是听自己喜欢的音乐，有的人是去散步或者买东西，等等，这里建议最好事先决定好自己的复位方法。并且如果复位了，那就继续向新的事物挑战。

"复位"是大脑返老还童的转折点。

45

切勿拘泥于小事

虽然只是一点小事，但是一旦开始在意就没完没了，这是额叶开始老化的表现。

记住并告诫自己："拘泥于琐碎的事情，就会忽略更重要的事情"，试着对自己说"不用担心"。

　　"出门时好像忘记锁门……"开始这么想就会一直很在意，做什么事都心不在焉。好不容易出趟门，却太在意这件事而提前回家。有过这样经历的人，应该是不少的。一旦开始在意某些事情的话，就会在意个没完，这就是额叶老化的信号。

　　还有一部分中老年人，没有什么大不了的症状，却担心得不得了。去医院检查，被告知没有异常，但还是很在意，又去几家医院看病，这在神经医学上被定位为"躯体化障碍"，也就是说，无意识中越是想回避之事，反而越是纠缠不休。总之，一旦开始纠结这些小事，就会忽视重要的大事。

　　拘泥于细微的事情，优柔寡断的消极思考就会加速大脑的老化。

　　努力使自己不要在意细节，如果开始在意就对自己说"不用担心"。实际上好不容易出趟门，就提前匆忙赶回家，结果门不是好好地锁着呢吗？结果常常是使自己哭笑不得。

46

把自己从强迫观念中解脱出来

　　一旦有什么契机占据了你的整个头脑时，你就会渐渐地往坏处想，甚至还会陷入抑郁状态。

　　为了把自己从强迫观念中解脱出来，该怎么做呢？

中老年人容易罹患抑郁症，对事物思虑过度和强迫观念较强的人尤其要注意。

也有这样的情况：刚开始没有什么大不了的事，但在思考过程中把事情想得越来越糟，结果糟到不可收拾，陷入郁闷的状态。

用心理学专业词语解释的话，成为第一个契机的强迫观念称为"自动思考"。比如，由于亲属中有人因肺癌去世，自己只是咳嗽不止，就认为是肺癌。于是在网络上查，更加确信自己是肺癌。

像这样陷入"自动思考"时，把脑海中所想的都写出来，再客观地重新审视有没有其他的想法。

即使是深信自己患了肺癌，换一个想法：也许只是患了支气管炎，也许只是顽固的感冒。这样来寻找从强迫观念中解脱自己的方法。于是沉浸在强迫观念期间已经枯萎了的大脑，在这里一下子就像吸了水的海绵一样膨胀起来。

与 80 岁开始的认知症相比，中老年抑郁症更要注意

据说超过 85 岁的人中有四成以上出现轻度认知症，65~70 岁的人中，认知症患者的比例在 1.5% 左右。也就是说，200 人中有 3 人左右。其实这个年代中有 10% 左右的人已经出现了原因不详的痴呆症状。然而，痴呆症是脑部疾病，现代医学或多或少可以延缓一些病情的发展，但是预防和治疗几乎是不可能的。

这种所谓痴呆状态，就是以"日复一日，无所事事地发呆度过""沉默寡言，不爱说话""自己不主动想做什么，也不知道做什么好""忘性大"等积极性、好奇心、记忆力下降的形式表现出来。这些全部是由于脑的活力低下，也就是脑的老化引起的，从某种意义上讲是不可抗拒的，只能放弃。

但是，认知症的起因不在"痴呆状态"，也就是说预防大脑的老化是有可能的。这个预防对策，不用说，就是本书的主题——锻炼大脑的额叶。

70多岁的人群中，虽然还没有患病（认知症），但已经是痴呆状态的人，比患认知症的人要多得多。这种现状中，我们在担心将来发展成不可抗拒的认知症之前，努力预防痴呆就能更好地度过晚年生活。

这里还有一点需要注意的是中老年人的抑郁症，尤其是60岁后半期左右开始的老年性抑郁症。因为痴呆的原因中有不少是由抑郁引起的，据说抑郁对大脑造成的打击很大。大脑受到损伤的同时，大脑的老化也会加剧。如果大脑受到的损伤越大，脑的老化就越厉害，将来转变成痴呆症的可能性就越高。

还有，即使没有达到抑郁状态，退休后不工作了，人际关系也容易中断。在这种情况下，生活不但没有了刺激，而且不安和寂寞也会随之而来，精力和热情也会下降，更加速了大脑的老化。

比起将来要发生的痴呆症，首先要注意的是防止眼前的痴呆和抑郁。多多锻炼额叶，常和人交往，从他们那里获得正能量，在生活中把这种做法当成习惯。

47

对他人的评价问个究竟

　　对别人说的话不是不假思索地认可，而首先要抱有疑问，这是很重要的。如果有不同的观点，则要搞清楚到底是哪儿不同，然后用自己的语言表达出来，问个究竟。

　　在电视节目中，一个演出者说"是这样的"，其他的出场者也都异口同声地附和，如果问观看这个节目的观众反应如何，回答仍然是"是这样的，是这样的"随波逐流，然后节目就这样结束了。

这样的话额叶只会被继续废而不用，这点我在之前也提到过。不过，不仅仅是电视的综艺节目，对"就是这样"不由分说断定的人，要毫不留情地追究到底，其实这对额叶的确是个很好的训练。

问个究竟不是不加思考地听取别人的所说、囫囵吞枣，而是首先想想别人说的对不对。这是额叶负责的范围。

在看到有什么"不对劲"的时候，不仅仅是对着电视大喊："不是那么回事儿，也没有什么不可以的，只要稍稍再努一把力就更好。"而是"为什么不对？是哪儿不对呢？怎样的才是正确的？"等试着用自己的言辞来论证，这就是所说的"输出"。这时的额叶是处于全面运转的状态的。

"问个究竟"中反驳不是主要目的，重要的是有意识地去思考，哪怕就是在心里不说出口也行，重要的是一定要抱有疑问，提出问题。

48

习惯性地对一般固定理论、基本常识、传统观念持怀疑态度

年纪越大就越保守，思考越落后。为了防止这种情况的发生，培养习惯性地对一般固定理论、基本常识、传统观念持怀疑态度，具备"怀疑力"即应对变化的能力，也是一种基本思考，我们要使其成为一种习惯。

很多日本人很缺乏"怀疑力"，至少有不少人对"怀疑"持否定态度，总是"疑而不决"就会被认为是"疑心太重"，而被敬而远之，也因此将相信一般固定理论、基本常识、传统观念，并严格遵守视为美德。

随着年龄的增长，这种观念会越来越强烈，变得越来越保守，为了防止思考老化，在这里我强烈建议大家对约定俗成的习惯以及传统持怀疑态度。而且，经过实际怀疑，会出乎意料、令人惊讶地发现，常规并非常规，一直认为是长期历史传统的东西实际上是一种新的格式。

换个角度看，我们便会再次理解应对变化能力是多么重要。因此，为了保持思考及额叶的灵活，持有"怀疑力"是不可或缺的。

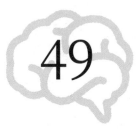

49

将"就是这样"思维
变成"也许如此"思维

　　不要简单地认同"原来是这样的啊",而要把它换成"说不定是这样的啊"。把"也许如此"思维变成习惯,长处就是会扩大你的观点和思考幅度。

对于一些问题，老化的人不加思考立刻认同"是啊，原来如此"，这种思维应该摆脱。当然，如我前面叙述的那样"问个究竟"，可是，有时思想会突然反应不过来。

而且当对方说"1+1=2"时，你可能很难反驳道："不对，1+1=3！"

那个时候能够帮助你的就是"也许如此"思维。

如果对方说"1+1=2"，那么你可以说："也许有时候 1+1 不等于 2，根据情况的不同，或许 1+1 会等于 4。"

还有，例如，证券分析师说："今年之内日经平均股价会涨到 18000 日元左右"，这时候你可以不用否定地反驳说："那不可能"，而是说："充其量也许会跌到 16000 日元，也许甚至会跌破 10000 日元。"

这样多用"也许"这个词，"也许如此"思维对扩展你的思想范围也是很有效的，提出很多观点对额叶也是很好的训练。

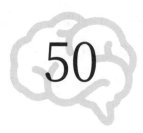

50

读一读令自己反感的书
来刺激大脑

敢于选读一本与自己的观点完全不同的书。其中也许有新鲜、意外的发现和惊喜。即便是上火，至少也能给大脑带来良好的刺激。

在之前我建议不要只阅读自己喜欢的、与自己观点一致的作者写的书，我还将更进一步推荐您有意识地去阅读与自己观点相反、让人上火的书。

比如，如果是改革层次的人，就试着阅读面向保守层次的杂志，相反，保守派的人可以读一读面向改革层次的杂志。

对于与自己不同的意识形态，不知不觉会一概而论地归结为"为什么呀，归根结底还不是 ×××论点吗？"如果敢于从正面来分析的话，说不定会有意外的发现和惊喜。即便不赞同对方的观点，至少也能开阔自己的视野，使自己的考虑方法变得灵活起来。

也许有人会说，虽然我知道有这样的好处，然而让人恼火的东西就是让人恼火，那么，你就把它当成实践之前我叙述的那个"问个究竟"再好不过的材料。本来对方说的就和你平时的观点完全相反，所以你会很容易进行反驳。

不过，如果是太让人上火的话，我并不强迫大家一定要按我说的那样去做，但是面对与自己相反的观点进行反论，仅此一点也是很需要能量的，这对于大脑来说也是良好的刺激。

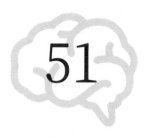

51

注意不要陷入
"权威主义""唯命是从主义"

　　动不动就说某某人是这么说的，这是由于额叶
的功能低下和思考老化，随之处于停顿状态，对于
暧昧的东西寻求安全感。

　　有人在陈述什么的时候，动不动就会说某某人
就是这么说的，此时所指的某某人，一定是谁都知
道的某某名人，或者是这方面的绝对权威，至少不
是无名之辈或者他本人。可以认为这种人的额叶机
能下降，思考越来越老化了。

另外，不扣上"某某人也是这么说的"或者"文献里也是这么写的"这样的帽子就觉得不真实的人也是一样的。

虽然也有人从年轻时就变成这样了，但是一般来说随着年龄的增长，容易陷入打着有名人名义的权威主义，和仅仅会说"某某人是这么说的"而不问内容如何就判断对错的唯命是从主义。

一旦陷入权威主义和唯命是从主义，思考就会越来越不灵活，继而无法进行新的思考，容易出现对于一个问题只有一个答案，或者是轻易地下结论。这样一来，思考的老化就像人从斜坡上滚下来一样不断加剧。

权威主义、唯命是从主义的早期发现，或者发现这种症状的及早治疗尤为重要。

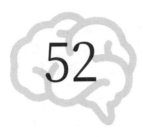

52

即使对无聊之事
也试着去引起兴趣

与年龄、地位、立场无关，对自己来说，只要是"喜欢的""有趣的"，无论什么都能变成爱好。重要的是对什么都感兴趣的这种思维习惯。

每天忙忙碌碌，哪有时间考虑什么兴趣爱好。对认为即使没有什么爱好也无所谓的人说，"有爱好的人不容易患上抑郁症""退休后如果连一个爱好都没有，就很容易衰老"，他们回答说："可是……"想必还是难以随心所欲。尤其是对于认为兴趣爱好，如果不是艺术欣赏等高雅的东西就不光彩的人，本来就不知道把什么作为爱好的人来说更是如此。

然而，所谓"爱好"，对于自己来说只要是"喜欢的""有趣的"，无论什么都能成为爱好的对象。和年龄无关，只要自己喜欢的，什么都可以。比如说40岁、50岁、60岁后，重新收集你小时候热衷的迷你车；逛的不是高级餐厅，而是美味的拉面馆也行。

你看看周刊杂志里常常刊载的"成人爱好"，就知道里面五花八门，应有尽有。既有对"尼龙书的历史"了解得非常详细的文学家，又有爱好一些让人皱眉的、乱七八糟无聊透顶内容的知识分子。

对各种各样的事感兴趣，具有这种思维习惯的人大部分看起来比实际年龄要年轻。总之，重要的是对某种事"感兴趣""有好奇心"。

53

不断学习"多余"的知识

　　一旦看到不懂的词语，马上查。如果是用电脑查，不仅仅是词语的意思，还能接二连三地接触到新的知识和信息。由此会增加预想不到的知识，扩大你的构思和创意。

很多人在看书读报时，一遇到不懂的词语，就会根据前后联系去推测其意思，而不去查找字典。我们应该改变这种习惯，养成只要出现不懂的词语就马上查询的习惯，这样会有一举两得，甚至一举三得的效果。

如今即使不去翻查厚重、排得密密麻麻的字典，只要使用互联网的检索功能，马上就能找到答案。而且只要把不懂的词语复制到互联网上点击链接，不仅仅是词语的意思，就连与其相关的各种知识信息也能了解到。

通过检索一个词语，就能接二连三地增加新的知识。这可以说是网络时代特有的额叶刺激法。

所以不能说知识越多，思维就越出色，但起码可以说如果知识面不广，思考的幅度就会很小。

如果你充满好奇心，对无聊之事感兴趣，不断地增加多余的知识，那么构思也会变得丰富起来。

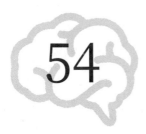

54

珍惜"灵机一动"和"假设"

虽然人们往往容易只重视实用性和可靠性，然而与诺贝尔奖相同的发现和发明也是从不确定的假设开始的。即使是毫无根据的、无法证实的"灵机一动""假设"，从嘴里"讲出来"也是很重要的。

"不要光说没有根据的废话，只说靠谱的"。在企业企划会议提出想法时，可能会听到这样的指责。其实，最近在日本，不仅是企业，在学术界也开始有重视实用化和假设证明的倾向。

　　在世界上，"超群的思维和假设"被赋予了价值。实际上在诺贝尔奖中很多时候"新的遐想"比"实用化的某个方面"容易被赋予更高的价值和认可。

　　另外，即使是在像数学奥林匹克竞赛那样竞争"解题"能力的地方很出色，如果没有"出题"的能力，将来也不会有大的起色。也就是说能够用额叶思考的人才是优秀的数学家。

　　数学中到现在才变得理所当然的方程式和公式都是从"假设"中产生的，而且实际上是建立在假设之上的。

　　随着年龄的增长，额叶会衰退，"灵机一动""假设"逐渐消失，取而代之的是容易给对方"下结论"，表现出"权威主义"的态度。为了阻止这种现象，我们要努力进行"灵机一动""假设"的训练，也就是在这本书中介绍的额叶训练。另外，如果脑子里浮现出"假设"的话，说出来是很重要的。

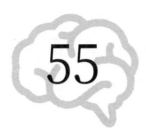

55

和家人保持若即若离的关系

冒险尝试稍微偏离常人的生活方式，然而又不想舍弃美满的家庭生活。在这里不是让你二者择一，为了两个都能实现，你该怎么做呢。

年轻时曾经彻底反抗当时"常识"和"既成概念"的人群中不少人在职场激烈的竞争中完全成了"常识人"，退休后也许会突然再次涌出以前的"感觉"。

我认为想冒险尝试稍微偏离常识性的生活方式的人，内心向往成为有点玄虚惊险的恶叔或者小魔女的人是不少的。越是觉得实现不了的人对此向往得越是强烈。

但是，真的不可能吗？

继续做个好丈夫、好父亲，好妻子、好母亲，夫妻和睦、家庭美满，被小辈们围着，过着这样安稳的晚年，的确是难以割舍的画面。可是，所谓的这种"圆满生活"，由于对额叶的刺激少，痴呆的风险比较高。

于是，最好和家人保持若即若离的距离。为了防止痴呆，有时也尝试一些小小的冒险，这样的生活方式可能是理想的。小小的冒险——"下次我将尝试什么样的冒险呢？"只是这么想一想，不也是很兴奋吗？

趁还有体力的时候，务必试一试。

56

有意识地不过"受限制的生活"

额叶期待的是"快感",被强迫"忍耐"和"节制"地生活,它的运转就会变得迟钝。为了防止老化,要认识到"不忍耐"并不是"非善之举",并且要下意识地过"不忍耐的生活"。

"忍耐力强、认真、一丝不苟"，这些作为优点经常被赞扬，但是这对额叶来说都不是很受欢迎的评价。

一般情况下，额叶"快感"强烈时更容易工作，但在被迫"忍耐"、过度节制等禁欲的生活中会陷入固定模式，变得僵硬。

想想看，过去音乐家、画家、作家中很多人过着无法设想的、破天荒的生活，还有不少人一生都在波澜万丈的人生中跋涉。

如果已经是艺术家，如果没有一定程度上的"社会性、市民性"，就无法找到工作。尽管如此，与一般的上班族相比，大多数人还是过着自由豁达的奔放生活。

正如"忍耐是有限度的"一样，对一般人来说，日常生活中"不忍耐也是有限度的"，这一点是不可否定的。不忍耐是为了刺激额叶防止老化的重要举措，所以我们要下意识地过"不忍耐"的生活。

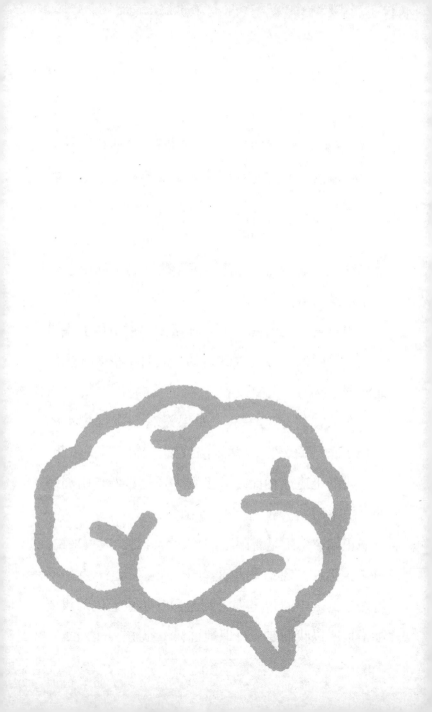

第 4 章

从日常的行动和习惯入手，
返老还童

57

尝试做一些
和平常稍有不同的事情

　　试着稍微改变一下日常生活中理所当然的事情，试着做一些平时和过去不曾尝试的事。仅仅如此，就能给额叶创造预想不到的愉悦机会。

在平时上下班的路上，从最近的车站下车；把每天午休光临的咖啡店换成别的咖啡店；走偏离平时习惯的散步路线，稍微绕一下路；等等。即使只是将这些无心的小变化投入日常生活中，"预料之外"的发生概率比不这样做也会高出几十倍。

另外，我特别向退休后的各位同人推荐以下内容防止痴呆。与中学时代的同学们一起策划一些活动并且自己承担一些工作，在一连串的体验中发现"预料之外"的有趣之事，这样额叶全部开放并被激活。

比如，与好久没有音信的同学们联系，仅这一个行动你就可以看到老同学们各自意想不到的变化而感到吃惊。在制定日程、安排交通和住宿等活动的过程中，你会遇到类似于"没有想到有那么多事"，等等。如果是至今为止没有经历过这些事的人，那就更不用说了。其所闻所见都会感到意外。

"试着做点什么吧"，哪怕只有这种心情，大脑也会返老还童。

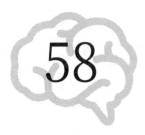

58

打扮不嫌麻烦

肚子胖了，头发也稀少了，已经不是打扮的岁数了。这么想的时候，一定要回想自己的年轻时代。

人到中老年后，无论男女都很难维持20岁、30岁时那样匀称的体形，对时尚的兴趣也逐渐淡薄。

反正不适合穿时髦的服装，所以对其敬而远之，每天千篇一律地穿着同样的服装，造型等什么都不考虑，随手拿件衣服就穿。

虽然已经看不到穿着整齐衬衫的模样，但是可以看到穿着皱巴巴的运动服带着狗散步的父亲；上身穿着已经成人、身高超出自己的女儿不再穿的土里土气的 T 恤衫，下面穿着牛仔裤还围着围裙买东西的母亲。

然而，这样的父亲母亲，应该有过对自己的服装十分讲究的时代，"明天的约会穿什么样的衣服去呢""今天稍微打扮一下，上街享受购物的乐趣"等一边照镜子一边心情激动地一件又一件挑衣服的时代。

正是因为觉得已经不是打扮的岁数，更是要回想起那个心跳的时代，能否想起那个心跳的时代，决定了你是从此走向衰老之路，还是掌握了打开返老还童大门的钥匙。

59

购买高级服装

想买就想穿。穿上了就想去与服装匹配的地方。
"成人的奢侈"使心态变年轻，行动范围扩大
了，大脑就会被激活。

　　总之，平时穿西装就 OK 了，休息日随便穿什么都行。长期习惯了这种生活的话，自然而然地就会丧失赶时髦的心情，衣柜里的衣服搭配也会变得很单调。

　　如果觉得"已经不是打扮的岁数了"，那就重新审视一下自己的衣柜吧。这时你就会发现，"不是到已经不该打扮的岁数了"，而是因为没有打扮的衣服，就不会打扮了。

　　好不容易察觉到了就立刻去百货商店或者时尚店看看，从帽子到鞋，买一套自己看中的服饰。注意，这个时候绝对不能小气，严禁"其实我认为这个比较好，但是我还是买那个便宜的吧"。尽情享受把钱包里的钱都花光的"奢侈"。

　　就这样，如果买了自己非常中意的服装，当然就要穿上去自己喜欢的地方。又会唤醒"那个时候的心跳"，心态也变得年轻，行动范围也扩大了，应该也会遇到未知的自己。

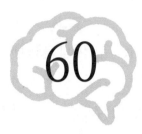

人际交往要舍得花钱

　　人和人交往、对话能刺激并激活大脑尤其是额叶，并且能产生快感。为了大脑的抗衰老，人际交往的投资是不可缺少的。

在职时期，无论是在年会还是欢送会、欢迎会，还是下班后被上司邀请去喝一杯，或是和同事们散心，不管自己愿不愿意，"没办法这也是工作的一部分"，那时的人际交往是不可或缺的。可是，时间和零花钱都有限的话，跟朋友的交往容易变得疏远，很多人到了退休时，失去了和职场相关的交往，和谁碰一杯的机会就更没有了。

不仅是在职时期要舍得花钱，退休后在人际交往中更应该毫不吝惜地花钱。理由如下：社交可以刺激大脑，特别是额叶。比如，从对话中获得新的知识和信息，或者为了和对方进行对话而找话题，引出记忆，或者揣测对方的心情和想法，等等，这时的额叶是全力运转的。而且和朋友分享美食，心态也会变得年轻。如果对方是自己的知己，就更不用说了，大脑就会被快感包围。

钱花在哪儿虽然是关系到每个人价值观的问题，但是如果是为了大脑抗衰老的目标，那么人际交往的花费是必须的。

61

像年轻人一样朝气蓬勃

想让艺术达到顶点，首先也要从造型开始。抗衰老也是从自己的行动模式开始的。最重要的是，行动本身与保持心态年轻有着密切的关系。

自古以来就有人说艺术的极致始于形式，在现代心理学中，把过去一直认为的人的心态是从内心涌现出来的这个观点转变为人的心态是由外部而来。

与此同时，通过精神分析来探求患者的内心深处，查明其根本原因的治疗方法已经过时了，通过"改变患者的行动来改变其心态"的行动疗法正在成为心理治疗的一个大的趋势。

也就是说，"行动左右心态"。如果想保持年轻的心态，就必须从包括言行举止和穿着、生活习惯在内的行动模式中显得年轻。用"自己的行动，使心态变得年轻"。

话虽如此，但也不是建议你像年轻时那样挑战激烈的运动，服装塑造得不自然的那种年轻。

让心态变年轻的行为，具体来说有各种各样的。最重要的是要行动起来。这样，自己的言行举止和装束以及生活中产生的"张弛"会使你的心态变得年轻。

62

做自己喜欢的运动

虽说对身体有好处的运动对大脑也有好处，但是没有必要去强迫自己做竞技体育运动。"做自己喜欢的事，到处奔走"，这是激活大脑最好的运动。

想一直保持年轻而致力于健身房跑步、游泳等体育健身的人应该是不少。然而，是不是锻炼了身体就能维持大脑的年轻呢？并非如此。

昔日的运动选手中也有患痴呆症的人。相反，从小就不喜欢运动，和运动无缘的人，即使到了 80 岁、90 岁仍然精神抖擞、身体健壮，在我身边就常见到这样的人。

健身的确对身体和大脑都有益，人的肌肉受到刺激后，刺激会从脊柱沿着脑干传到大脑边缘系统，又刺激新皮层从而使大脑充满活力。这虽然有道理，但仍不能证明肌肉受到锻炼，大脑就得到了锻炼。

活动本身会刺激大脑，所以，不一定非得做体育运动，去买东西、和朋友出去吃饭、参加音乐会、上兴趣班等为了做自己喜欢的事情而到处奔走，仅仅如此就能使大脑得到舒适的刺激，这些比起一直不愿意做的运动，大脑会更有活力。

63

快走不如漫步

　　步行不仅可以锻炼腰腿，还能提高心肺功能，而且有维持身体年轻的效果。

　　散步还能保持大脑年轻。

身体的老化是从腰腿开始的，所以，平时锻炼腰腿是非常重要的。其中步行可以说是最基本的训练。

步行不仅仅锻炼腰腿，还能提高心肺功能。除了促进新陈代谢功能以外，步行等适度的运动还能增加食欲。因此，"步行"在某一个时期成了热潮。不过，我认为比起一味地走步不如"悠闲地散步"。原因是容易持续下去，更重要的是对大脑有好处。

通过散步途中的街道、树木和公园里各种各样的花草树木，可以享受四季变化的乐趣，说不定还能发现一天当中的细微变化。另外，在一边思考一边悠闲散步的过程中，脑子里也许会浮现出某些美妙的发现。

途中可能还会发现一些雅致的咖啡店或新开张的餐厅，进去休息休息或者品尝一下新的味道，或者顺便去书店找找新书……类似这样，散步路上充满了变化和想象。在这样的环境下，大脑充满了快感，变得年轻。

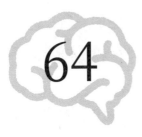

64

吃素食不如吃荤食

"上了年纪应该忌荤，粗茶淡饭足矣"，这样说不恰当。倒不如说肉食是长寿的条件，坚持荤食能使大脑保持年轻。

之前我已经叙述过，人一上岁数，大脑神经传达物质中的血清素会减少，这是造成抑郁症的主要原因，导致加快大脑老化速度。但是，有一个抑制血清素减少、防止大脑老化而且非常简单的方法。

那就是吃肉。血清素的原材料是一种叫作色氨酸的氨基酸。肉里面含有大量的这种氨基酸。以蔬菜为主、不吃肉是很难摄入足够氨基酸的。

如果想长寿的话，"吃荤不如吃素"这就大错特错了。从织田信长说的人类 50 年那个时候算起，到过了将近 360 年的昭和 20 年，日本人的平均寿命一直没有达到过 50 岁，是发达国家中寿命最短的国家。到昭和 22 年总算超过了 50 岁，之后，平均寿命以爆炸性的势头延长，现在成了世界顶级长寿国之一，据说原因是肉食的普及。

"如果想要健康就控制肉类"，这是针对肉食摄取量是日本人四倍以上的欧美人而言的，不适合本来肉类摄取量少的日本人。

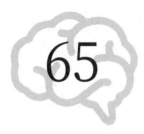

无须过度在意体形与指标

虽说"啤酒肚是引发动脉硬化的导火线",但是,因为过于在意啤酒肚而降低胆固醇的话,又会增加带来其他健康问题的风险。

如果内脏脂肪堆积有了"啤酒肚"，就会并发肥胖症、糖尿病、高血压、高脂血症，继而诱发动脉硬化，所以到处大力提倡摆脱"啤酒肚"，"啤酒肚"的主要原因之一的胆固醇被视为眼中钉，因而很多人不仅不吃肉类，而且还尽量不摄取含有大量恶性胆固醇的食品。

但是被看成恶性的胆固醇实际上也有其所长。因为胆固醇也是构成身体细胞膜的原料，如果胆固醇不足，细胞就难以再生，其结果就是加速老化。

另外，由胆固醇产生的雌激素（男性也有）对骨质疏松和阿尔茨海默病有预防作用。

当然，不可否认有胆固醇→啤酒肚→动脉硬化这个模式，暴饮暴食也是应该谨慎的，但是，享受美酒美食对大脑才是最快乐的事。

与其一味地忍耐并限制饮食而产生欲求不满，还不如说想吃就吃、想喝就喝，让心情变得愉悦才是最健康的活法。

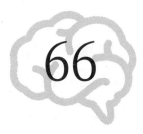

不用介意中年发福

年轻的时候无论怎么吃身材都那么好，到了中年以后没怎么吃偏偏就发胖了——不少人有这样的烦恼。

为了"自己的身体，自己的大脑"，我们不要在乎这些。

到了一定的年龄，中年发胖是不可避免的。那么，为什么会中年发胖呢？原因有很多，其中一个就是男性激素的减少。

一种叫作睾酮的男性激素有增加肌肉、形成男性的体格、抑制内脏脂肪堆积的作用。这种男性激素到中老年会减少，脂肪就容易堆积，这是无可奈何的事情。

有一种通过人工补充男性激素来维持肌肉丰满的体形、防止肥胖、降低心血管疾病风险的抗衰老疗法。目前这种疗法可能有一些不良反应等，所以不能广泛推荐。

从世界范围内的统计来看，实际上，稍微有点肥胖的人能长寿。因为素食对健康也有一定的风险，所以要接受中年发胖这个现实，为了身体健康、大脑健康，最好不要勉强地去减肥。

67

从不吃饭减肥
到下功夫改进进食方法减肥

不正确的减肥反而容易让身体发胖。

减肥的成功秘诀是养成正确的饮食习惯。

怎样饮食才是"正确的饮食习惯"呢？

中老年发胖是阻挡不了的自然规律。如果说为了成功地减肥而减少进食量是绝对行不通的。因为进食量减少，不仅基础代谢下降，还会减少必要的维生素和矿物质等营养素，还会成为细胞老化的原因，反过来造成体质容易发胖。

中老年以后减肥的成功诀窍，首先是少量进食，膳食的种类要丰富，午饭不能光吃面食类，要选择肉类、鱼类、蔬菜等配料丰富的菜肴，或者是营养均衡的便当，等等。

其次是注意吃的顺序。具体来说就是先吃生鲜蔬菜，然后再吃鱼肉等蛋白质，最后吃碳水化合物。

从某种意义上来说，这样进食可以防止血糖值急剧上升而产生大量的胰岛素，从而能阻止由于糖分摄入量的增加而发胖的现象。

最后就是细嚼慢咽。常常说吃快了容易发胖，这是因为饱腹中枢神经在发出饱腹信号之前就吃多了。

因此，与其在乎"量"，不如注意"质"和摄取方法的这种饮食习惯更为重要。

68

不刻意保存体力

上了岁数一跑就气喘吁吁，所以就不跑了；"上了年纪还是不要勉强自己为好"，这种想法会使身体和大脑越来越衰弱。

上了年纪当然体力会下降。

有的人上下班赶车时上台阶都气喘吁吁。"这样急着跑会给心脏造成负担""为了保持年轻的体力，不能这样勉强地消耗自己的体力"，一边给自己找借口一边避开台阶而利用电梯来保存体力。

然而，"要保持年轻，最好就不要消耗过多的体力"，这种说法也是一个很大的误区。

如果像运动员那样惯用一定部位的肌肉，即使会产生肌肉疲劳，也不会因为使用过度而导致身体衰老。相反，人体的各种机能，"不使用则会衰弱"，这是毫无疑问的。

另外，总抱着自己"不行了"这种固定观念也会推进老化。虽说"已经上岁数了，不能跑了"，可是某种原因不得不跑的时候，还是跑得飞快的。如果抱有"岁数大了，不能跑了"这种消极的态度，那么真的就会越来越跑不动了。

还有，年轻的时候就尽可能不开车、不使用电梯而步行的人，即使上了年纪也能稳稳当当地行走。年轻时的习惯也会左右上年纪后的体力的。

总之，"使用、锻炼、使之不衰弱"，这是一条铁的规则。

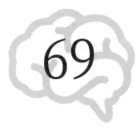

不穿宽松舒适的衣服

一到中老年，人们总喜欢穿能遮住发胖肚子的宽松舒适的衣服。但是请不要忘记，这种穿法潜藏着加速老化的危险。

不论男女，随着年龄的增长，容易喜欢穿宽松舒适的服装，如裤子和裙子的腰围带松紧带的宽松服装。

这种穿着对遮掩腹部周围的脂肪是再好不过的款式了，但是，一旦开始穿这种款式，腰就会越来越粗。

关键是一旦习惯了这种轻松，就会无限度地追求轻松舒适。即使看起来有点散漫，也渐渐变得不会在意别人的目光了。为了保持年轻有活力，"在意别人的目光"是非常重要的。

那么，在没有别人目光的家里可以这样穿吗？回答是：也不行！

如果因为嫌麻烦而不在意自己的散漫，那会让你的整个生活态度更加放松，其结果从"行动决定心态"这个基本原理来说，老化会加速，这是不言而喻的。

为了不加速老化陷入越来越糟糕的恶性循环，"注意外表"，尽量不要穿宽松舒适的衣服才是明智之举。

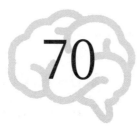

时而"盛装"打扮

　　正因为生活单调才有必要让自己单调的生活有张有弛，这是很重要的一点。

　　那就让我们首先从服装开始着手吧。

工作期间的休息日整天都是穿着睡衣度过的，一到工作日，男性是西装和领带，女性也会穿得整整齐齐。但是一旦退休后就不会出现那种张弛。注意！老化就是从这个时期开始的。

不过我认为，日本人到了 50 岁、60 岁穿和服好看。人们通常认为"和服很老气"，但实际上穿和服对防止老化是非常有效的。

穿和服相当麻烦，特别是女性。如果不去和服教室学习，一个人是很难穿的。而且买和服要花很多钱。

也就是说，如果想穿和服的话，会强迫自己做一些事情，但是这种强迫自己辛苦的行为有助于防止老化。

即使不是每天穿也行，比如，去外面吃美食的时候、孩子或孙子的庆祝日或听演奏会等"特别的日子"要穿和服或者穿西服等盛装。

因此，在生活中的"张弛有度"，也能让心情变得张弛有度，这样刺激额叶才能保持年轻和朝气。

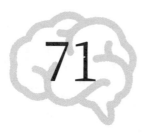

必要时毫不犹豫戴上老花镜

突然有一天发现自己眉间有了皱纹，眯着眼睛看报纸；或阅读目录上的小字时，要拉开一定距离慢慢看。

"我也开始老了……"一旦察觉了这个不可抗拒的现实，应尽早进行护理。

　　不少人会发现，最近的老人比以前显得年轻。的确，随着平均寿命的增长，内脏器官、肌肉、运动神经包括容貌在内，老化的速度整体下降了。可是不知为什么，眼睛、耳朵等感觉器官几乎和以前一样，到了一定年龄就会出现老化现象。尤其是眼睛，大概是身边有电视、电脑等对眼睛造成负担的东西比较多，所以不少人到了 40 岁左右就开始老化了。

　　然而，一直使用眼镜的人暂且不说，视力正常或者是非常好的人尤其不想戴老花镜。这大概是不想承认自己正在老化吧。

　　但是，看报纸时易皱眉头也是老年人的倾向。而且文字变得看不清楚时就不想看了，因此就容易变得不读报纸、不看书了。

　　如果考虑到对大脑造成的不良影响，我建议大家放下这个心，尽早配一副老花镜。

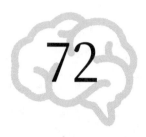

生活中要有笑

笑能提高免疫力，不易患病。要把笑带到日常生活中去，是避免容易生病的活法。

"笑口常开福临门"，科学也证实了这一点。

根据某位医生的实验，在剧场观看了搞笑节目后，结果显示，作为免疫细胞淋巴球的"NK 细胞"——一种自然杀伤细胞在大多数人中比看前得到了激活。

　　这就意味着"通过笑提高了免疫力"，这个观点也因对癌症等的预防有效而得到了关注。如果免疫力提高，就不容易生病，即使生病了也很容易治愈。

　　如果得了什么病，身体各处的机能就会下降。大脑也是身体的一部分，当然也会受到影响，精力也会下降。得了一场大病就会一下衰老，这是常有的事。

　　"日常生活中注意不要生病"，其实这是抗衰老中最基本的、理所当然而又容易忘记的一点。为了不得病，我们要经常把笑融入生活中。

　　正如之前所说的那样，我自己不太推荐看电视中搞笑的节目，但是建议看喜剧电影、相声等能激发笑的节目。最为推荐的是在日常生活中与家人朋友保持欢笑的关系，创造出笑声不断的空间。

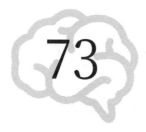

73

不过分关注体检数据

对体检结果忽喜忽忧毫无意义。

岁数大了即使结果有点异常也是理所当然的。如果太在意数值的上下波动，反而会造成老化早来的结果……

体检结果血压稍高，一日之内早中晚三次不停地量血压，或者胆固醇数值稍高就不吃肉，像这样的过度反应和极端行为，只会加速老化，大脑也感觉不到任何喜悦。

另外，原本"异常值＝患病"就是错误的，"正常值""异常值"的概念实际上是从平均值和偏差值中产生出来的，也就是说"一般人的数值多少"都是统计出来的，只是个数值而已。

因此，如果超过平均年龄的话，无论是谁的检查结果都可能找到异常值。如果不是与致命的病症直接有关的情况，可以适当地放一放，没有关系。

有些医生甚至认为过度关注体检结果的人更易于出现"老化加剧"，产生疾病。

在这种情况下，如果一旦开始在意、死盯着上下不定的数值，反而会给身体带来不利影响，或者可能导致严重异常和变化被忽视。

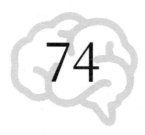

不做"健康痴"，
终止"不适自怜"

过分在意自己的健康是因为"无所事事"。
探求新的兴趣并投入进去，才是健康的法宝。

一听说"×××健康品和健康器具好"就马上扑上去，一听说"为了健康×××对身体好"就马上行动，一听说"×××对健康不利"又立刻彻底排除。

　　成为这样"健康痴"的人，实际上是对周围漠不关心的人，或者是对其他不感兴趣的人。这样的人随着年龄的增长，对诊断结果非常在意。嘴上总在说"健康第一"并不仅仅因为岁数大了会增加疾病的风险，而是因为和对各种事情感兴趣的年轻时代相比，岁数大了对周围事物的关心淡薄了。

　　对周围的关心变得淡薄，意味着额叶的衰退。

　　还有，中年以后，常见"不适自怜"。表现为稍微一碰就会说"那里疼，这里不舒服"，这种话喋喋不休，没完没了。这也是没有其他话题的老人所为。

　　"健康痴"和"不适自怜"者们都只关心健康这样的事。他们有一个共同特点就是对大脑不进行刺激。有那么多的闲工夫，不如去寻找新的兴趣，并为其全力以赴。这样一来，大脑会欣喜，反而会得到真正的健康。

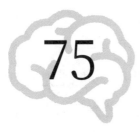

饮酒要适量

　　酒能使人兴奋、情绪高昂，对大脑来说功劳也不小，不过要注意喝多了会增加抑郁的风险。

　　下班后和志同道合的同事们来一杯，见到学生时代的朋友也来一杯，吃着佳肴、喝着美酒，聊得开心，情绪高昂，心情也变得无比轻松。这种状态对喜欢喝酒的人来说是没有什么能代替的。

　　但是饮酒过量，对身体健康有损自不必说，对大脑也是有危害的，必须注意。这是因为过量的酒精会减少脑内的血清素。

　　正如前所述，老化所导致的血清素减少是不可避免的，但如果饮酒过多的话，会加速血清素的减少，这样会增加抑郁的风险。喝适量的酒会刺激大脑使情绪高涨，而且如果把鱼类代替肉类作为下酒菜还能摄取色氨酸抑制血清素的减少等，对大脑有益之处不少。但是如果越过底线，酒的功劳就打了水漂儿，这时酒就变成了"罪恶"。

　　更何况一个人喝酒的话，对大脑没有好的刺激，而且会不知不觉喝多了，所以更加需要注意。

76

拥有自己的独创性

到了额叶开始衰弱的中老年，最好不要从"固定形式入门"，不要在意技能和技巧，而是去追求表现自己的个性。

很久以来一直在提倡："要达到技艺极致首先从固定形式入门"，其实本来的意思是"通过模仿学习来牢记并且掌握其基本要领，从基本要领中进一步表现出自己的独创性"。

到了中老年，真正的志向就变强了，不少人认为既然要学就应该从形式入门，进入正统的流派，参加从基础开始手把手的教学。然而到了中老年后，希望有兴趣参加学习其意义之一就是刺激额叶，从这一点来看，我觉得倒不如选择不拘泥于固定形式、能发挥个性的方法。

无论做什么事情只要有进步都令人高兴，但是比起只追求技巧，还是追求能坦率表达自己个性想法的、有趣的东西比较好。

技艺业余爱好者想要弥补自己的短处，但专业者是不在意缺点的，闭上眼睛也要展现自己的长处。事实上，这里说明了吸引人的专业选手和无论多么出色也让人感觉不到光辉的业余选手是不同的。

如果额叶到了衰退的年龄，与其说争取当一名最佳业余爱好者，倒不如希望成为一名带有职业性的专业人。

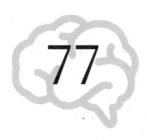

打破"家庭内离婚"
"假面夫妻"状态

在"家庭内离婚""假面夫妻"持续的过程中，额叶逐渐老化。如果是这样的话，还不如干脆分手寻求新的可能性。

在"中年离婚"这个现象中，离婚大部分是女方提出的。有一天丈夫突然见到妻子提出的离婚申请，惊慌失措。

可是，就算暂时收起离婚申请不离婚，此后是不是也能像以前一样生活下去呢？当然，如果只是暂且一起生活也不是不可以，只是得继续过着冷漠的"家庭内离婚""假面夫妻"的生活。

但是，没有什么比这样的生活对夫妇双方的大脑给予的打击更大的事了。第一，这将降低额叶的功能。第二，无聊的生活失去了刺激额叶的机会。

我认为继续这样的生活，还不如痛快地分手再去寻找自己的另一半，迈出过第二次婚姻生活的一步，这难道不也是一个选择吗？

而且，如果人生能活 80 岁的话，一辈子有可能结两次婚吧。

为了生儿育女的结婚和晚年的人生与真正情投意合的人一起度过的结婚，这样会给人带来新的可能性。

有人会说，"虽然话是这样说，可是现在自己的生活还是无法改变啊"，那你只能改变自己的想法。

享受兴趣爱好的诀窍

在之前，我主张中老年以后的兴趣不用拘泥于形式，只要是能发挥自己的独特手法和个性就行。但实际上无论是怎样的兴趣爱好，能否发挥自己的手法和个性，还是取决于自己。乐器演奏也好，摄影也罢，无论演奏成什么风格，拍摄成什么样子都是本人的自由。

当然，在此之前必须要掌握乐理知识、照相机的使用方法等基本技能。只要掌握了这些技巧，自己想怎么弹就怎么弹，想怎么拍就怎么拍。

然而在上了岁数的男性中大部分人容易倾向于把重点放在技术这个方面。

我从某个摄影班讲师那里听说，不管哪个班级都会有一个中老年男性"教魔"在胡乱指导，一会儿说"这照片曝光过多，快门的速度太慢了"，一会儿又说"光圈再稍微打开一点儿，被摄体深度再淡一点儿，背景再模糊些比较好"，等等。

还有年轻的女性更注重如何把自己的想象表现出来，比如，想要拍摄鲜艳的花色和漂亮的照片，而中老年男性会拘泥于技术方面："你的这个构图……""曝光调整……"在旁边瞎掺和。中老年男性在技术方面的确有不小进步，但是可以说他们拍摄的有趣的照片很少。

另一方面，又听某个舞蹈老师说过，对需要某种程度"固定形式"的社交舞而言，如探戈，本来它含有像阿波舞一样的要素，并不带有固定形式的色彩，"只要男性把握好女性，然后以大胆的心情和姿势去跳的话，就能像那么回事儿了"。

男性容易拘泥于技能和技巧，也是额叶老化时容易出现的一个倾向。如果理解了这一点，就更应该把技能和技巧放在其次，把"怎么喜欢就怎么做"放在首位。

结 语

　　我生于 1930 年，已年满 90 岁，耄耋之年遇到很大不幸。婚后 60 多年风雨同舟、患难与共的老伴罹患痴呆多年，至今，记忆力全失，时空概念全无；性格变得多疑善变、易怒易发火，一发作就失去理智，自言自语、污言秽语毫不自知，无法自控。投医无效，无药可治。"一人失智，全家失衡"。有人说"宁看癌症患者也不陪痴呆病人"。女儿梁惜青悲愤地说："我慈祥可亲的妈妈哪里去了？"自己身心也受到极大折磨，晚年余生如何过，全家陷入悲惨绝境。

　　1993 年之后，因陪伴外孙女上学，我前后去日本探亲十多次，为了维持在日生活，自学日语，粗通日语文法。女儿当时在日本电气股份有限公司工作，偶尔得到日本医学家、大作家和田秀树的大作，粗略了解一些内容后觉得很有价值，国内少有。

书中提到"人是从意想不到的地方，从意想不到的早期就开始老化，这是多么令人难以想象，其意想不到的地方就是人的情感，意想不到的早期就是情感从40岁开始老化"，书中还提到"在有效抑制大脑萎缩老化方面保持住积极性、情感、创造性年轻状态的情况下，从一个人的生活方式，日常生活和嗜好、秉性，还有思维方法等，稍做改变和修正就能得到简单的意想不到的效果"。也就是说，从大处着眼小处着手，从日常生活习惯爱好和思维方法的改变等着手做起，进行锻炼。只要意识到人人都可以做到。这些启迪性的思想意识非常难能可贵。将此书译为中文，至少可为防止中老年人痴呆提供可贵的参考借鉴。

可是，自己身患高血压、心房纤颤，痼疾多年。且耳聋眼花，有时握不稳笔。主观条件差，客观干扰不少，有心无力，难以提笔。但一想到全国4000万老人失能，1亿8000万老人患慢性病，党和政府大力防治，党教导老人要"老有所为"，自己"大为"已不可能，"小为"做些力所能及的翻译还行。日语基础差，可边学边译；医学无知，女儿可帮助查询有关资料。另外自己年轻时做过多年俄语口译，经验可以借鉴。对痴呆残害老人心灵的痛苦之情，感同身受。决心克服困难，将此书译成中文。从 2017 年开始，夜以继日坚持翻译，针对翻译过程中的难点、疑点和女儿梁惜青共同研讨，不论何时何地甚至在就餐的饭店、餐馆共同研讨解决。历经坎坷，两年多的时间，完成了译文初稿。另外多亏留学日本在日本中学任教的南方子女士自愿带病精心校对，保证了翻译质量，达到一定水平，为此特向她表示衷心感激之情。

尽管如此，由于本人水平有限，译书存有缺点错误实属难免，特向读者道歉，敬希见谅。

在此书成书过程中，得到了厉建祝局长，肖景丹副社长，杨钢副总编辑的鼎力支持，特此表示感谢！

梁树
2020年3月

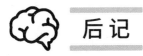 **后记**

我叫梁惜青，是本书译者梁树的女儿。90年代初去日本，在日本一家世界500强的通信公司工作近20年后，随丈夫回国创业，照顾年迈的父母。

父亲万万没有想到，共同生活了60多年的母亲在几年前罹患了老年痴呆，父亲受到很大的打击，他心神不宁，寝食难安。我曾经在网上看到"老年痴呆是家庭幸福的'杀手'"的说法，其实，照顾病人的劳累是一方面，关键是那种无法沟通的无奈和看不到希望的精神摧残，让很多家属深感绝望。父亲希望能从母亲的病吸取教训，使人们在进行老年痴呆的早期预防方面多少得到一些启示和帮助，当我从日本书店找到此书拿给父亲看后，父亲便下决心进行翻译。

父亲的翻译工作整整经历了近两年的时间。对于父亲这样一位没有学过日语、近90岁的老人来说面临的困难是难以想象的。

首先，时间上，由于母亲睡醒后会扰乱父亲的正常翻译工作，父亲便每天4点起床，一直翻译到7点多母亲起床，晚上母亲睡着后再翻译一会儿。

其次，语言上，由于父亲的日语是自学的，翻译起来颇有些困难，但凭着他良好的中文功底及其严谨的工作作风，再加上他十几次的旅日期间的刻苦学习，这些都能帮助父亲准确地理解原著的意思。在这期间，父亲学会了用微信发照片，学会了在iPad上输入日文查字典，对那些在网上查不到的词或词意不够明确的，父亲会抱着厚厚的字典查找，直到满意为止。如果我不出差，每周六我们都会花一整天的时间讨论上一周父亲翻译时遇到的问题。我是学通信技术的，对于一些医学术语也不熟悉，我们会去请教学医的朋友，直到理解为止。对于书中出现的在字典中查不到的单词，我还会找我在日本的挚友南方子确认其准确的意思。一个一个难点就这样被我们解决。

那两年是我回国后和父亲沟通最多的日子，也是父亲退休后最繁忙和最充实的日子。为了能有效地利用时间，父亲每天还坚持锻炼身体，保持精力充沛地进行翻译。

老年痴呆这个家庭幸福的"杀手"，不知破坏了多少个幸福家庭，让多少个家庭"妻离子散"，我多渴望我那亲爱的妈妈，还能像患病之前那样给我们做出世上独有的妈妈味道的饭菜，还能和父亲相濡以沫地度过幸福的晚年，可现在这一切都不复存在了。

目前，对于老年痴呆病症尚无特效治疗或逆转疾病进展的治疗药物。所以，老年痴呆的早期预防尤为重要。父亲翻译的这本书就是告诉大家"人都是从意识不到的地方开始老化……""这种意识不到的地方就是情感，情感从 40 岁就开始老化"。如何预防情感老化，不仅是老年人的事，从年轻时开始就要引起注意。这本书一定会对读者有所帮助。

2020年3月